ZEITSCHRIFT FÜR KREISLAUFFORSCHUNG

Zugleich Fortsetzung von
ZENTRALBLATT FÜR HERZ- UND GEFÄSSKRANKHEITEN

ORGAN DER DEUTSCHEN GESELLSCHAFT FÜR KREISLAUFFORSCHUNG

Herausgegeben in Verbindung mit zahlreichen Fachgelehrten von

Prof. Dr. med. K. SPANG

Oberarzt der Medizinischen Universitätsklinik Ludolf-Krehl-Klinik, Heidelberg

Die Zeitschrift erscheint einmal monatlich in Doppelheften im Umfang von jeweils etwa 64 Seiten. Vierteljährlich DM 6,50

1950 erscheint der 39. Band

Die „Zeitschrift für Kreislaufforschung", das deutschsprachliche Sammelorgan für alle Fragen der normalen und pathologischen Anatomie und Physiologie, der Klinik und Therapie des Kreislaufs hat längst den Charakter einer engumgrenzten Spezialzeitschrift verloren und über den Kreis der reinen Forschung hinaus weitgehend Eingang in die P r a x i s *gefunden, sind doch wenige Gebiete der Medizin für das* g e s a m t e *ä r z t l i c h e* H a n d e l n u n d F o r s c h e n *von gleich großer Wichtigkeit wie die Krankheiten und Störungen des Blutkreislaufes.*

In zielbewußtem Aufbau wurde die Zeitschrift ständig entwickelt. In bedeutenden O r i g i n a l a r b e i t e n *namhafter Autoren des In- und Auslandes, sowie in* k u r z e n M i t t e i l u n g e n *und* k a s u i s t i s c h e n *Beiträgen werden wesentliche Ergebnisse, Beobachtungen und Erfahrungen vermittelt. Der besonders sorgfältig redigierte, vielseitige und stets erweiterte* R e f e r a t e n t e i l *berichtet über alle wichtigen einschlägigen Arbeiten der* i n t e r n a t i o n a l e n *Literatur. Kongreßberichte und Übersichten sowie Buchbesprechungen ergänzen den Inhalt der Zeitschrift. Die abgeschlossenen Bände werden durch sorgsam bearbeitete* R e g i s t e r *zu zuverlässigen Nachschlage- und Übersichtswerken.*

Prospekte und Probehefte kostenlos

VERLAG DR. DIETRICH STEINKOPFF · FRANKFURT/MAIN

Hilfstafeln zur elektrokardiographischen Diagnostik

Hilfstafeln zur elektrokardiographischen Diagnostik

Auxiliary Schedules for Electrocardiographic Diagnosis
Tableaux auxiliaires pour le diagnostic électrocardiographique

Von
Dr. Arnold Huttmann
Leiter der Abteilung für Herz- und Rheumakrankheiten
am Staatsspital Nr. 3 in Braşov, Rumänien

Mit 8 Tabellen und 1 Abbildung

VERLAG VON DR. DIETRICH STEINKOPFF
FRANKFURT/MAIN 1950

ISBN 978-3-7985-0011-2   ISBN 978-3-642-87003-3 (eBook)
DOI 10.1007/978-3-642-87003-3

Alle Rechte vorbehalten
Copyright 1950 by Dr. Dietrich Steinkopff, Frankfurt/Main

Verlag: Dr. Dietrich Steinkopff, Frankfurt/Main . Lizenz US-W-2040
Verfasser: Dr. Arnold Huttmann, Brasov-Rumänien

Seinem verehrten Lehrer
Herrn Professor Dr. Julius R i h l (dzt. Herborn)
in Dankbarkeit gewidmet
vom Verfasser

Vorwort

Die nachfolgenden Tabellen und Schemata sollen die leichte Auffindung und schnelle Entnahme der in der Elektrokardiographie gebräuchlichen Meßwerte unter Vermeidung irgendwelcher Berechnungen ermöglichen. Sie sind ausschließlich für die tägliche elektrokardiographische Praxis bestimmt, enthalten daher nichts Problematisches, sondern stellen vielmehr eine Sammlung der in der Literatur verstreuten und heute bereits anerkannten Durchschnittswerte auf engstem Raume dar. Dazu werden noch einige eigene Ergebnisse (bezüglich der Minuten-QT-Dauer und der Ekg-Typen) hinzugefügt und das Büchlein fernerhin durch Tabellen zur Ablesung der Frequenz und der Zeitdauer der Elektrokardiogrammzacken sowie zum Vergleich verschiedener Zeitschreibungen erweitert. Zum Schlusse folgt noch eine Tabelle zur Erleichterung der Infarktdiagnostik vermittels der Brustwandableitungen.

Den einzelnen Tabellen wurden kurze Erläuterungen vorausgeschickt, in denen nur bereits gesichertes Erfahrungsgut gebracht und die praktische Benützung derselben an Hand von Beispielen erklärt wird. Die Literaturangaben wurden auf das Notwendigste beschränkt.

Sollten die Hilfstafeln im klinischen Betriebe und in der Allgemeinpraxis eine leichtere und schnellere Analyse der Elektrokardiogramme ermöglichen, so haben sie damit ihrer Bestimmung bereits vollauf genügt.

Brașov/Rumänien, im Frühjahr 1949.

A. Huttmann

Preface

The following schedules and schemes are a way of easily picking out and thus quickly fixing down the standard figures used in electrocardiography, eliminating altogether any calculation. They are meant to be used exclusively in the routine practice of electrocardiography; hence they do not contain anything problematic, but furnish a summary on the smallest possible space of today already recognized average values, spread about in literature. Hereto are added some of the author's own findings (concerning the minute duration of the QT interval and the electrocardiographic types), the booklet being further enlarged by schedules for taking down puls rate, time duration of electrocardiographic deflections, the comparing of different kinds of timing, and diagnosis of infarctions with chest leads.

Each of the following schedules is proceded by brief explantations consisting but of examples gathered on basis of safe practice, reference to literature being reduced to what is strictly wanted.

Should these auxiliary schedules prove to open a way for easier and quicker analysis of electrocardiograms in clinical plants and routine practice, they will have fully answered their purpose.

Préface

Les tableaux et schèmes ci-suivant vont faciliter la détermination et la découverte rapide des valeurs de mesure employées dans l'électrocardiographie, nécessitant point de calculation. Ils doivent servir exclusivement à la pratique électrocardiographique de chaque jour, ne contenant donc rien de problématique, représentant plûtot une collection bien concise des valeurs moyennes actuellement reconnues et dispersées dans la littérature. A ces valeurs nous ajoutons quelques résultats obtenus par l'auteur, (concernant la durée de QT par minute et les types électrocardiographiques), en complétant l'ouvrage par des tableaux destinés à la détermination de la fréquence des pulsations cardiaques et de la durée des ondes électrocardiographiques, puis par un tableau comparatif des différentes chronographies et, finalement par un tableau pour le diagnostic des infarctus à l'aide des dérivations précordiales.

Chaque tableau est introduit par une brève note concernant la méthode d'emploi, se basant aux expériences bien prouvées, réduisant les dates bibliographiques au plus strictement nécessaires.

Si les tableaux auxiliaires nous auront rendu un moyen pour l'analyse rapide électrocardiographique dans la clinique et la pratique générale, ils auront parfaitement répondu à leur but.

Inhalt:

Seite

Vorwort VII
1. Tabelle zur Bestimmung der Frequenz des Herzschlages 1
2. Tabelle zur Bestimmung der Zeitdauer der Elektrokardiogrammzacken 6
3. Tabelle zum Vergleich verschiedener Zeitschreibungen 10
4. Tabelle der oberen Grenzwerte der Überleitungszeit bei verschiedenen Frequenzen 16
5. Tabelle der Normalwerte der QT-Dauer . . . 20
6. Tabelle der Minuten-QT-Dauer bei verschiedenen Frequenzen 25
7. Tabelle zur Typen- und Achsenbestimmung der R- und T-Zacken 36
8. Infarktdiagnostik mit Hilfe der Brustwandableitungen 44

Contents:

Page

Preface VIII
1. Puls Rate Schedule 2
2. Schedule for Time-Determination of Electrocardiographic Deflections 6
3. Schedule for Comparison of Various Kinds of Timing 11
4. Schedule of Upper Limits of the Conduction Ratio at Various Heart Rates 16
5. Schedule of Normal Values of the QT Interval . . 20
6. Schedule of the Minute QT Duration at Different Heart Rates 26
7. Schedule for Determination of Types and Axes of the R and T Wave 37
8. Diagnosis of Infarctions by Means of Chest Leads . 46

Inhalt

Sommaire:

Page

Préface IX
1. Tableau des fréquences des pulsations cardiaques . 3
2. Tableau déterminant la durée des ondes électrocardiographiques 7
3. Tableau comparatif des différentes chronographies . 12
4. Tableau des limites supérieures du temps de transmission auriculo-ventriculaire en différentes fréquences 17
5. Tableau des valeurs normales de la durée de QT . 21
6. Tableau de la durée de QT par minute en différentes fréquences 28
7. Tableau pour la détermination des types et des axes des ondes R et T 39
8. Diagnostic des infarctus du myocarde par dérivations précordiales 49

Tabelle 1

Tabelle zur Bestimmung der Frequenz des Herzschlages

Der nachfolgenden Tabelle liegt die in Mitteleuropa gebräuchlichste Zeitschreibung zugrunde. Bei dieser beträgt die Zeit zwischen zwei Ordinaten $^1/_{20}$ Sekunde (= 0,05"). Bei Elektrokardiographen mit anderer Zeitschreibung (0,02, 0,04 oder 0,1 Sekunden) ist Tabelle 3 zu verwenden.

Um die gesuchte Frequenz des Herzschlages zu erhalten, genügt es, die Distanz R-R oder jeden anderen entsprechenden Abstand mit dem Zirkel abzugreifen und die Ordinaten zwischen den Zirkelspitzen abzuzählen. Auf der Tabelle läßt sich dann die dazugehörige Frequenz neben der Zahl der gefundenen Ordinaten sogleich ablesen. Zur größeren Genauigkeit wurden auch Bruchteile des Abstandes zwischen zwei Ordinaten mit in Betracht gezogen und zwar ein Viertel, die Hälfte und drei Viertel des Abstandes. Diese Werte lassen sich bei Gebrauch eines Zirkels ohne weiteres mit dem freien Auge feststellen und erhöhen die Genauigkeit der Messung.

Um auf rechnerischem Wege eine gesuchte Frequenz zu erhalten, müssen wir uns zuerst vergegenwärtigen, wieviele Ordinaten bei der zeitlichen Aufeinanderfolge derselben von 0,05 Sek. auf eine Minute kommen. Da es sich um einen Abstand der Ordinaten von $^1/_{20}$ Sekunden handelt, kommen 20 Ordinaten auf eine Sekunde und $20 \times 60 = 1200$ Ordinaten auf eine Minute. Nimmt nun eine Herzperiode x Ordinaten ein, so beträgt ihre Minutenfrequenz: $\frac{1200}{x}$. Tabelle 1 wurde mit Hilfe dieser Formel zusammengestellt.

B e i s p i e l : Bei der Ausmessung eines Elektrokardiogramms wird ein Abstand von 26½ Ordinaten zwischen zwei Schlägen gefunden. Die betreffende Frequenz beträgt laut Tabelle 45/Min. Es liegt also eine ausgesprochene Bradykardie vor.

Schedule 1

Puls Rate Schedule

The following schedule is based on the commonest timing used in Central-Europe, marking intervals of one twentieth of one second (0,05 second). For electrocardiographs with another timing (0,02, 0,04 or 0,1 second) see schedule 3. To determine the heart rate you have to measure but the interval R-R or any other corresponding segment with a pair of compasses and to count the vertical lines starting from a fixed ordinate, after which you just read off the puls rate appearing near the above found number of vertical lines. For the sake of greater precision even fractions of intervals between two vertical lines have been considered in as much as: one quarter, one half, and three quarters, of the interval. With a pair of compasses these fractions are easily to be determined even by the naked eye, increasing the precision of time-measurement.

In order of obtaining arithmetically a searched for rate, we first have to fix down the number of ordinates in a minute, following one another in a timely sequence of 0,05 sec. The interval from one ordinate to the next being $1/20$ sec., 20 ordinates are equal with 1 second, and $20 \times 60 = 1200$ with a minute. If a cardiac cycle contains x vertical lines its heart minute rate is $\frac{1200}{x}$. Schedule 1 has been based on this formula.

Example:

In measuring an electrocardiogram we obtain a number of 26½ vertical lines between two heart beats. The heart rate in question is then according to schedule 1 of 45 a minute, thus a pronounced bradycardia being stated.

Tableau 1

Tableau des fréquences des pulsations cardiaques

Ce tableau est basé sur la chronographie de 0,05 sec., employée le plus souvent dans l'Europe Centrale. Dans cette chronographie le temps entre deux ordonnées représente $1/20$ seconde (0,05 sec.). En se servant des appareils ayant une autre chronographie (0,02, 0,04 ou 0,1 sec.), on va employer le tableau 3.

Pour trouver la fréquence cherchée du rhythme cardiaque, il suffit de prendre avec le compas la distance R-R ou une autre distance quelconque correspondante, comptant les ordonnés entre ces points fixés. Dans le tableau nous trouverons aussitôt, à côté du nombre des ordonnées obtenues, la fréquence correspondante. Pour assurer une plus grande précision, on a tenu compte même des fractions de la distance entre deux ordonnées, comme: ¼, ½, et ¾ de la distance. Moyennant le compas ces fractions sont bien facilement déterminées même à l'oeil nu, garantant un résultat plus exact.

Au but d'obtenir par calculation la fréquence des pulsations cherchées, nous devons nous rendre compte avant tout du nombre d'ordonnées se succédant dans une minute à l'intervalle de 0,05 sec. La distance entre deux ordonnées égalant $1/20$ sec., on compte 20 ordonnées par seconde, et $20 \times 60 = 1200$ ordonnées par minute. Une période quelconque contenant x ordonnées, aura une fréquence par minute de $\frac{1200}{x}$. Le tableau 1 a été composé à l'aide de cette formule.

Exemple:

Un tracé nous fournit une distance de 10½ ordonnées entre deux pulsations. Sa fréquence dans le tableau sera alors 114 par minute. Il s'agit donc d'une tachycardie prononcée.

4 Bestimmung der Frequenz des Herzschlages

Tabelle 1	Schedule 1		Tableau 1
Ordinatenzahl	Frequenz	Ordinatenzahl	Frequenz
Number of ordinates	Heart rate	Number of ordinates	Heart rate
Nombre des ordonnées	Fréquence des pulsations	Nombre des ordonnées	Fréquence des pulsations
1	1200	11	109
2	600	11¼	106
3	400	11½	104
4	300	11¾	102
4¼	282	12	100
4½	270	12¼	98
4¾	252	12½	96
5	240	12¾	94
5¼	228	13	92
5½	218	13¼	90
5¾	208	13½	88
6	200	13¾	87
6¼	192	14	86
6½	184	14¼	84
6¾	177	14½	83
7	171	14¾	81
7¼	165	15	80
7½	160	15¼	78
7¾	155	15½	77
8	150	15¾	76
8¼	145	16	75
8½	141	16¼	73
8¾	137	16½	72
9	133	16¾	71
9¼	129	17	70
9½	126	17¼	69
9¾	123	17½	68
10	120	17¾	67
10¼	117	18	66
10½	114	18¼	65
10¾	111	18½	64

Bestimmung der Frequenz des Herzschlages

Tabelle 1   **Schedule 1**   **Tableau 1**

Ordinatenzahl / Number of ordinates / Nombre des ordonnées	Frequenz / Heart rate / Fréquence des pulsations	Ordinatenzahl / Number of ordinates / Nombre des ordonnées	Frequenz / Heart rate / Fréquence des pulsations
18¾	64	33	36
19	63	34	35
19¼	62	35	34
19½	61	36	33
19¾	60	37	32
20	60	38	31
20¼	59	40	30
20½	58	41	29
21	57	42	28
21½	56	44	27
22	54,5	46	26
22½	53	48	25
23	52	50	24
23½	51	52	23
24	50	54	22
24½	49	57	21
25	48	60	20
25½	47	63	19
26	46	66	18
26½	45	70	17
27	44	75	16
27½	43	80	15
28	42	85	14
28½	42	92	13
29	41	100	12
30	40	109	11
30½	39	120	10
31	39	133	9
32	37,5	150	8

Tabelle 2

Tabelle zur Bestimmung der Zeitdauer der Elektrokardiogrammzacken

Um die Dauer einer beliebigen Zacke oder eines Abschnittes aus dem Elektrokardiogramm festzustellen, wird (in ähnlicher Weise wie bei der Frequenzmessung) mit dem Zirkel die Zahl der Ordinaten bestimmt, die von der betreffenden Zacke eingenommen werden. Aus der Tabelle läßt sich dann sofort die Dauer der Zacke in Sekunden ablesen. Sollten die angegebenen Ordinatenbruchteile nicht genügen, kann in der Tabelle leicht die nötige Interpolation der Werte durchgeführt werden.

B e i s p i e l : Bei der Ausmessung der QRS-Dauer eines Elektrokardiogramms wurden $2^1/2$ Ordinaten gezählt. In der Tabelle finden wir rechts neben der Ordinatenzahl $2\frac{1}{2}$ einen Wert von 0,1250" angegeben. QRS ist in diesem Falle also sicher verlängert.

Schedule 2

Schedule for Time=Determination of Electrocardiographic Deflections

To fix the duration of any electrocardiographic deflection or segment of an electrocardiogram, the number of vertical lines belonging to its corresponding deflection has to be determined with a pair of compasses (similar to the way of heart rate determination in schedule 1), after which the duration of the deflection in seconds is at once found in the schedule. If there are not enough fractions of vertical lines recorded, the necessary interpolation of the figures can be easily effected in the schedule.

Example:
Measuring the QRS complex of an electrocardiogram, we find 2¹/₂ vertical lines. The schedule gives us in the right column next to the number of ordinates of 2½, a value of 0,1250 sec. In this case the QRS complex is distinctly prolonged.

Tableau 2

Tableau déterminant la durée des ondes électrocardiographiques

Pour la détermination de la durée d'une onde ou d'une distance électrocardiographique quelconque, on va compter à l'aide du compas le nombre d'ordonnées, correspondant à l'onde respective, analogue au calcul de la fréquence des pulsations. Aussitôt nous allons lire dans le tableau la durée de l'onde en secondes. Au cas que les fractions d'ordonnées indiquées ne soient pas suffisantes, l'interpolation nécessaire des valeurs se peut exécuter facilement dans le tableau.

Exemple:
En mesurant le complexe QRS dans un tracé électrocardiographique comptant 2½ ordonnées, nous allons trouver dans le tableau, à droite à côté de ce nombre d'ordonnées, une valeur de 0,1250 sec. Donc le complexe QRS est sûrement prolongé.

Bestimmung der Zeitdauer der Ekg-Zacken

Tabelle 2 — Schedule 2 — Tableau 2

Ordinatenzahl / Number of ordinates / Nombre des ordonnées	Zeit in Sekunden / Time in seconds / Durée en secondes	Ordinatenzahl / Number of ordinates / Nombre des ordonnées	Zeit in Sekunden / Time in seconds / Durée en secondes
¼	0,0125	6½	0,3250
½	0,0250	6¾	0,3375
¾	0,0375	7	0,3500
1	0,0500	7¼	0,3625
1¼	0,0625	7½	0,3750
1½	0,0750	7¾	0,3875
1¾	0,0875	8	0,4000
2	0,1000	8¼	0,4125
2¼	0,1125	8½	0,4250
2½	0,1250	8¾	0,4375
2¾	0,1375	9	0,4500
3	0,1500	9¼	0,4625
3¼	0,1625	9½	0,4750
3½	0,1750	9¾	0,4875
3¾	0,1875	10	0,5000
4	0,2000	10¼	0,5125
4¼	0,2125	10½	0,5250
4½	0,2250	10¾	0,5375
4¾	0,2375	11	0,5500
5	0,2500	11¼	0,5625
5¼	0,2625	11½	0,5750
5½	0,2750	11¾	0,5875
5¾	0,2875	12	0,6000
6	0,3000	12¼	0,6125
6¼	0,3125	12½	0,6250

Bestimmung der Zeitdauer der Ekg-Zacken

Tabelle 2		Schedule 2		Tableau 2
Ordinatenzahl	Zeit in Sekunden	Ordinatenzahl		Zeit in Sekunden
Number of ordinates	Time in seconds	Number of ordinates		Time in seconds
Nombre des ordonnées	Durée en secondes	Nombre des ordonnées		Durée en secondes
12¾	0,6375	19		0,9500
13	0,6500	19¼		0,9625
13¼	0,6625	19½		0,9750
13½	0,6750	19¾		0,9875
13¾	0,6875	20		1,0000
14	0,7000	20¼		1,0125
14¼	0,7125	20½		1,0250
14½	0,7250	20¾		1,0375
14¾	0,7375	21		1,0500
15	0,7500	21¼		1,0625
15¼	0,7625	21½		1,0750
15½	0,7750	21¾		1,0875
15¾	0,7875	22		1,1000
16	0,8000	22¼		1,1125
16¼	0,8125	22½		1,1250
16½	0,8250	22¾		1,1375
16¾	0,8375	23		1,1500
17	0,8500	23¼		1,1625
17¼	0,8625	23½		1,1750
17½	0,8750	23¾		1,1875
17¾	0,8875	24		1,2000
18	0,9000	24¼		1,2125
18¼	0,9125	24½		1,2250
18½	0,9250	24¾		1,2375
18¾	0,9375	25		1,2500

Tabelle 3

Tabelle zum Vergleich verschiedener Zeitschreibungen

Den Tabellen 1 und 2 liegt die in Mitteleuropa gebräuchlichste Zeitschreibung mit einem Ordinatenabstand von 0,05 Sek. zugrunde. Da in der Praxis aber auch andere Apparattypen mit abweichenden Zeitschreibungen verwendet werden, wurde nachfolgende Tabelle zusammengestellt, die die wichtigsten Zeitschreibungen berücksichtigt und mit deren Hilfe Tabelle 1 und 2 auch für andere Apparattypen verwendbar wird. Um die vergleichende Tabelle zu benützen, wird der Ordinatenabstand mit dem Zirkel auf der vorliegenden Aufnahme, wie früher besprochen, abgemessen. Soll die Dauer einer Zacke oder eines Intervalles festgestellt werden, kann diese in der Rubrik der betreffenden Zeitschreibung (0,02, 0,04, 0,05 oder 0,1 Sek.) direkt abgelesen werden. Soll jedoch die Frequenz festgestellt werden, muß mit der auf diese Weise ermittelten Zeit in Tabelle 2 die dazugehörige Ordinatenzahl bei der zugrundeliegenden Zeitschreibung von 0,05 Sek. ermittelt werden. Diesmal wird aber in Tabelle 2 umgekehrt abgelesen: Zuerst wird die gefundene Zeit aufgesucht und dann nach links lesend die dazugehörige Ordinatenzahl gefunden, worauf in Tabelle 1 sogleich die entsprechende Frequenz abgelesen werden kann.

Soll die Frequenz bei einer Zeitschreibung von 0,02 Sek. berechnet werden, so geschieht dies, ähnlich wie in Tabelle 1 geschildert, nach der Formel:

$$Fr = \frac{3000}{x}$$

wobei x die Zahl der gefundenen Ordinaten darstellt. (Auf eine Sekunde kommen bei dieser Art der Zeitschreibung 50 Ordinaten, auf eine Minute $50 \times 60 = 3000$ Ordinaten.)

Die Formel bei der Zeitschreibung 0,04 Sek. lautet:

$$Fr = \frac{1500}{x}$$

und bei der Zeitschreibung 0,1 Sek.:

$$Fr = \frac{600}{x}$$

B e i s p i e l : Bei einem Elektrokardiographen mit der Zeitschreibung von 0,02 Sek. soll die Frequenz eines beliebigen Elektrokardiogramms ermittelt werden. Es wird ein Abstand von 30 Ordinaten zwischen zwei Schlägen gefunden. Dieser Ordinatenzahl entspricht in Tabelle 3 in der Rubrik der Zeitschreibung 0,02 Sek. eine Zeit von 0,60 Sek. In Tabelle 2, die auf der Zeitschreibung 0,05 Sek. basiert, finden wir nun, daß der Zeit von 0,60 Sek. 12 Ordinaten entsprechen. Tabelle 1 ergibt nun bei einem Abstande von 12 Ordinaten eine Frequenz von 100 Schlägen pro Minute.

Schedule 3

Schedule for Comparison of Various Kinds of Timing

Schedule 1 and 2 are based upon the commonest timing used in Central-Europe marking intervals of 0,05 sec. But as in routine practice also other types of apparatuses with different timers are being used, the following schedule has been made up, considering timings which are most common, by which schedules 1 and 2 are available also for other types of apparatuses. In order to use the comparing schedule, the number of ordinates is to be taken with a pair of compasses from the respective record, as before. If we have to determine the duration of a deflection or an interval, it can be directly picked out from the corresponding timing column (0,02, 0,04 or 0,1 sec.). Having, however, to determine the heart rate we must find out, on hand of the time stated above, the hereto belonging number of ordinates in schedule 2 based on the timing of 0,05 sec. Hence the reading of schedule 2 will be effected in the opposite sense. First we find out the time already fixed, whereafter reading leftwards, the corresponding number of ordinates is picked out, whereupon we obtain at once the respective heart rate in schedule 1.

For determination of a heart rate with a timing of 0,02 sec., we apply the formula: $Fr = \dfrac{3000}{x}$, like that of schedule 1, x being the number of the found ordinates. (This sort of timer marks 50 vertical lines in a second and $50 \times 60 = 3000$ ordinates in a minute.) Applying the timing of 0,04 sec., we have to use the formula: $Fr = \dfrac{1500}{x}$ and for the timing of 0,1 sec. $Fr = \dfrac{600}{x}$.

Example:

Supposing we have got to state the heart rate of any given electrocardiogram furnished by an apparatus with a timing of 0,02 sec., we find a distance of 30 ordinates between two beats. In schedule 3 in the column for timing of 0,02 sec.. this number of vertical lines is corresponding to a time of 0,60 sec. In schedule 2, based upon timing of 0,05 sec., we find that the time of 0,60 sec. is corresponding to 12 vertical lines. Thus schedule 1 indicates a heart rate of 100 beats/min., having a distance of 12 vertical lines.

Tableau 3

Tableau comparatif des différentes chronographies

Les tableaux 1 et 2 sont fondés sur la chronographie généralement employée en Europe Centrale, ayant une distance de 0,05 sec. entre les ordonnées. Etant donné qu'on se sert dans la pratique aussi d'autres types d'appareils de différentes chronographies, on a composé le tableau suivant, considérant les chronographies les plus utilisées, à l'aide duquel les tableaux 1 et 2 seront appliquables aussi pour celles-ci. Pour se servir du tableau comparatif, on fixe par les deux bras du compas la distance des ordonnées du tracé respectif comme nous l'avons déjà fait. Ayant à déterminer la durée d'une onde ou d'une distance quelconque, nous la tirons directement de la rubrique de la chronographie respective (0,02, 0,04, 0,05 ou 0,1 sec.). Pour déterminer cependant la fréquence des pulsations cardiaques, en nous basant sur le temps ci-dessus établi, nous allons trouver dans le tableau 2, basée sur la chronographie de 0,05 sec., le nombre afférent d'ordonnées. Le tableau 2 sera lu dans ce cas au sens invers: d'abord nous cherchons le temps établi dans le tableau 3, puis, en progressant de droite à gauche, nous trouverons le nombre d'ordonnées respective, qui nous rend la clef pour obtenir dans le tableau la fréquence des pulsations.

Pour la calculation de la fréquence, étant donné la chronographie de 0,02 sec., on se servira, comme nous l'avons décrit dans le tableau 1, de la formule: $Fr = \dfrac{3000}{x}$

x représentant le nombre des ordonnées trouvées (Cette espèce chronographique contient 50 ordonnées par seconde et 50×60 = 3000 ordonnées par minute).

Nous ajoutons encore les deux formules suivantes:

$Fr = \dfrac{1500}{x}$ pour la chronographie de 0,04 sec. et:

$Fr = \dfrac{600}{x}$ pour la chronographie de 0,1 sec.

Exemple:

Nous cherchons dans un tracé, ayant la chronographie de 0,02 sec., la fréquence des pulsations. Nous trouvons une distance de 30 ordonnées entre deux pulsations. La rubrique chronographique de 0,02 sec. du tableau 3, nous fournit pour ce nombre d'ordonnées le temps de 0,60 sec. Dans le tableau 2, basé sur la chronographie de 0,05 sec., nous allons trouver ainsi 12 ordonnées, égalant le temps de 0,60 sec. Le tableau 1 cependant, nous rend pour la distance de 12 ordonnées, la fréquence de 100 pulsations par minute.

Vergleich verschiedener Zeitschreibungen

Tabelle 3 — Schedule 3 — Tableau 3

Ordinatenzahl / Number of ordinates / Nombre des ordonnées	Zeit in Sekunden bei einem Ordinatenabstand von: / Time in seconds at a distance of vertical lines of: / Temps en secondes dans une distance des ordonnées de:				Ordinatenzahl / Number of ordinates / Nombre des ordonnées	Zeit in Sekunden bei einem Ordinatenabstand von: / Time in seconds at a distance of vertical lines of: / Temps en secondes dans une distance des ordonnées de:			
	0,02"	0,04"	0,05"	0,10"		0,02"	0,04"	0,05"	0,10"
½	0,0100	0,0200	0,0250	0,0500	9½	0,1900	0,3800	0,4750	0,9500
1	0,0200	0,0400	0,0500	0,1000	10	0,2000	0,4000	0,5000	1,0000
1½	0,0300	0,0600	0,0750	0,1500	10½	0,2100	0,4200	0,5250	1,0500
2	0,0400	0,0800	0,1000	0,2000	11	0,2200	0,4400	0,5500	1,1000
2½	0,0500	0,1000	0,1250	0,2500	11½	0,2300	0,4600	0,5750	1,1500
3	0,0600	0,1200	0,1500	0,3000	12	0,2400	0,4800	0,6000	1,2000
3½	0,0700	0,1400	0,1750	0,3500	12½	0,2500	0,5000	0,6250	1,2500
4	0,0800	0,1600	0,2000	0,4000	13	0,2600	0,5200	0,6500	1,3000
4½	0,0900	0,1800	0,2250	0,4500	13½	0,2700	0,5400	0,6750	1,3500
5	0,1000	0,2000	0,2500	0,5000	14	0,2800	0,5600	0,7000	1,4000
5½	0,1100	0,2200	0,2750	0,5500	14½	0,2900	0,5800	0,7250	1,4500
6	0,1200	0,2400	0,3000	0,6000	15	0,3000	0,6000	0,7500	1,5000
6½	0,1300	0,2600	0,3250	0,6500	15½	0,3100	0,6200	0,7750	1,5500
7	0,1400	0,2800	0,3500	0,7000	16	0,3200	0,6400	0,8000	1,6000
7½	0,1500	0,3000	0,3750	0,7500	16½	0,3300	0,6600	0,8250	1,6500
8	0,1600	0,3200	0,4000	0,8000	17	0,3400	0,6800	0,8500	1,7000
8½	0,1700	0,3400	0,4250	0,8500	17½	0,3500	0,7000	0,8750	1,7500
9	0,1800	0,3600	0,4500	0,9000	18	0,3600	0,7200	0,9000	1,8000

Vergleich verschiedener Zeitschreibungen

Tabelle 3 (Fortsetzung)			Schedule 3 (Continued)			Tableau 3 (Continuation)		
18½	0,3700	0,7400	0,9250	1,8500	29½	0,5900	1,1800	1,4750	2,9500
19	0,3800	0,7600	0,9500	1,9000	30	0,6000	1,2000	1,5000	3,0000
19½	0,3900	0,7800	0,9750	1,9500	30½	0,6100	1,2200	1,5250	3,0500
20	0,4000	0,8000	1,0000	2,0000	31	0,6200	1,2400	1,5500	3,1000
20½	0,4100	0,8200	1,0250	2,0500	31½	0,6300	1,2600	1,5750	3,1500
21	0,4200	0,8400	1,0500	2,1000	32	0,6400	1,2800	1,6000	3,2000
21½	0,4300	0,8600	1,0750	2,1500	32½	0,6500	1,3000	1,6250	3,2500
22	0,4400	0,8800	1,1000	2,2000	33	0,6600	1,3200	1,6500	3,3000
22½	0,4500	0,9000	1,1250	2,2500	33½	0,6700	1,3400	1,6750	3,3500
23	0,4600	0,9200	1,1500	2,3000	34	0,6800	1,3600	1,7000	3,4000
23½	0,4700	0,9400	1,1750	2,3500	34½	0,6900	1,3800	1,7250	3,4500
24	0,4800	0,9600	1,2000	2,4000	35	0,7000	1,4000	1,7500	3,5000
24½	0,4900	0,9800	1,2250	2,4500	35½	0,7100	1,4200	1,7750	3,5500
25	0,5000	1,0000	1,2500	2,5000	36	0,7200	1,4400	1,8000	3,6000
25½	0,5100	1,0200	1,2750	2,5500	36½	0,7300	1,4600	1,8250	3,6500
26	0,5200	1,0400	1,3000	2,6000	37	0,7400	1,4800	1,8500	3,7000
26½	0,5300	1,0600	1,3250	2,6500	37½	0,7500	1,5000	1,8750	3,7500
27	0,5400	1,0800	1,3500	2,7000	38	0,7600	1,5200	1,9000	3,8000
27½	0,5500	1,1000	1,3750	2,7500	38½	0,7700	1,5400	1,9250	3,8500
28	0,5600	1,1200	1,4000	2,8000	39	0,7800	1,5600	1,9500	3,9000
28½	0,5700	1,1400	1,4250	2,8500	39½	0,7900	1,5800	1,9750	3,9500
29	0,5800	1,1600	1,4500	2,9000	40	0,8000	1,6000	2,0000	4,0000

Tabelle 4

Tabelle der oberen Grenzwerte der Überleitungszeit bei verschiedenen Frequenzen

Nach v o n d e r W e t h [Verhandl. Dtsch. Ges Kreislaufforsch. **12,** 94 (Dresden 1939)] gilt die in der Literatur meist als oberer Grenzwert der Norm angegebene Überleitungszeit von 0,2 Sek. nur für den Frequenzbereich um 60/Min. herum. Bei höheren Frequenzen müssen niedrigere Werte als Grenze des Normalen angesehen werden. Unterhalb der Frequenz von 60/Min. steigt der obere Grenzwert der Überleitungszeit nicht mehr an.

Die nachfolgende Tabelle der oberen Grenzwerte der Frequenzen von 60 bis 120 wurde nach der von v. d e r W e t h angegebenen Formel:

$$PQ_{\text{obere Grenze}} = 0{,}2 \cdot \sin(87 \cdot RR)$$

zusammengestellt. Zu beachten ist jedoch, daß man sich nicht allein auf einzelne Zahlenwerte verlassen darf, sondern immer den klinischen Gesamtbefund mitberücksichtigen muß.

B e i s p i e l : Bei einer Frequenz von 117/Min. findet sich bei einem Falle von rheumatischer Endokarditis eine Überleitungszeit von 0,18 Sek. Da laut Tabelle bei einer Frequenz von 117/Min. der oberste erlaubte Grenzwert 0,1402 Sek. beträgt, haben wir es hier mit einer pathologischen Verlängerung der Überleitungszeit zu tun.

Schedule 4

Schedule of Upper Limits of the Conduction Ratio at Various Heart Rates

According to v o n d e r W e t h [Verhandl. Dtsch. Ges. Kreislaufforschg. **12,** 94 (1939)] the conduction ratio of 0,2 second mostly referred to in literature, as being the

upper normal limit, is considered to be applicable only to the average rate of 60/minute. Having to deal with higher rates, we must consider lower values as limit of the norm. Below the rate of 60/minute the conduction time does not rise any further.
The following schedule of the upper limit values containing rates between 60 and 120/min. is based on von der Weth's formula:

$$PQ_{\text{upper limit}} = 0{,}2 \cdot \sin(87 \cdot RR).$$

We must be careful, however, not to rely fully upon figures, considering always the general state of the heart too.

Example:
A case of rheumatic endocarditis shows at a heart rate of 117/ min. a conduction time of 0,18 sec. As schedule 4 indicates for a heart rate of 117 min., the upper admissible limit of the conduction time of 0,1402 sec., the conclusion shows a pathologic prolongation of this time.

Tableau 4

Tableau des limites supérieures du temps pe transmission auriculo=ventricularie (espace PQ) en différentes fréquences

D'après von der Weth [Verhandl. Dtsch. Ges. Kreislaufforschg. **12**, 94 (1939)] le temps de transmission de 0,2 sec., indiqué dans la littérature généralement comme limite supérieure de la norme, ne peut être considéré valable que pour la sphère de fréquence autour de 60 par minute. Pour les fréquences plus hautes nous devons regarder des valeurs mineurs comme limite de la norme. Au dessous de la fréquence de 60 par minute la limite supérieure de l'espace PQ ne s'élève plus.
Le tableau suivant, contenant les limites supérieures

des fréquences entre 60 et 120 pulsations par minute, a été composé d'après la formule:

PQ $_{\text{limite supérieure}}$ = $0,2 . \sin. (87. RR)$,

établie de v o n d e r W e t h.

Il faut remarquer cependant qu'on ne se confie jamais seulement aux valeurs de chiffres isolés, considérant toujours l'état général du coeur.

Exemple:

Un cas d'endocardite rhumatismale, montrant une fréquence de 117 pulsations par minute, nous donne un espace PQ de 0,18 sec. La limite supérieure admissible se chiffrant d'après le tableau à cette fréquence à 0,1402 sec., il s'agit en ce cas d'une prolongation pathologique de l'espace PQ.

Obere Grenzwerte d. Überleitungszeit b. versch. Frequenzen 19

Tabelle 4 Schedule 4 Tableau 4

Frequenz / Heart rate / Fréquence	Obere Grenze der Überleitungszeit in Sekunden / Upper limits of the conduction ratio / Limite supérieure de l'espace PQ en secondes	Frequenz / Heart rate / Fréquence	Obere Grenze der Überleitungszeit in Sekunden / Upper limits of the conduction ratio / Limite supérieure de l'espace PQ en secondes
60	0,2000	91	0,1678
61	0,1990	92	0,1668
62	0,1988	93	0,1656
63	0,1982	94	0,1646
64	0,1976	95	0,1636
65	0,1966	96	0,1624
66	0,1958	97	0,1614
67	0,1950	98	0,1602
68	0,1940	99	0,1592
69	0,1932	100	0,1580
70	0,1922	101	0,1566
71	0,1910	102	0,1552
72	0,1898	103	0,1542
73	0,1886	104	0,1532
74	0,1880	105	0,1520
75	0,1874	106	0,1506
76	0,1860	107	0,1498
77	0,1846	108	0,1494
78	0,1830	109	0,1482
79	0,1824	110	0,1468
80	0,1816	111	0,1456
81	0,1800	112	0,1446
82	0,1790	113	0,1438
83	0,1782	114	0,1430
84	0,1764	115	0,1420
85	0,1748	116	0,1412
86	0,1746	117	0,1402
87	0,1728	118	0,1394
88	0,1708	119	0,1384
89	0,1698	120	0,1376
90	0,1688		

Tabelle 5

Tabelle der Normalwerte der QT=Dauer

(Mittelwerte, untere und obere zulässige Grenze)

Die QT-Dauer (früher elektrische Systolendauer genannt) steht in Abhängigkeit von der Frequenz u. zw. nimmt sie mit steigender Frequenz ab. Die folgende Tabelle fußt auf den von H e g g l i n und H o l z m a n n [Z. klin. Med. 132, 1 (1937)] an 700 Normalfällen gefundenen Mittelwerten und umfaßt die Frequenzen zwischen 40 und 150 Schlägen pro Minute. In der Tabelle findet sich neben der Frequenz der untere Grenzwert, dann der Mittelwert und endlich der obere Grenzwert von QT. Alle Zahlen beziehen sich ebenso wie in Tabelle 6 auf Ableitung II. H e g g l i n und H o l z m a n n fanden eine mittlere Streuung von ± 0,04 Sek. um die Mittelwerte; dieselbe wurde hier der Berechnung der Grenzwerte zugrunde gelegt.

B e i s p i e l : Bei einer Frequenz von 89/Min. wird eine QT-Dauer von 0,31 Sek. gefunden. Laut Tabelle ist dieser Wert etwas unterhalb des Mittelwertes von 0,3205, aber noch innerhalb des Normalbereiches gelegen.

Schedule 5

Schedule of Normal Values of the QT Interval

(Average Values, Lower and Upper Admissible Limits)

The duration of QT (formerly called Duration of the Electrical Systole) depends on the heart rate, falling with the rise of the latter. The following schedule is based upon average values, stated by H e g g l i n and H o l z m a n n [Z. klin. Med. 132, 1 (1937)] in 700 normal cases, containing heart rates between 40 and 150 beats/ minute. The schedule gives us beside the stated heart rate the lower limit value, the middle value, and finally the upper limit value. Hegglin and Holzmann found an average oscillation of 0,04 sec. around the average values, this having been considered for the calculation of the limit values in schedule 5.

Example:
A case with a heart rate of 89/min. furnished a QT Duration of 0,31 sec. According to the schedule this value lies somewhat below the average value of 0,3205 sec., yet within the normal sphere.

Tableau 5

Tableau des valeurs normales de la durée de QT

(Valeurs moyennes, limites inférieures et supérieures admissibles)

La durée de l'espace QT (autrefois nommée systole électrique) et la fréquence des pulsations se trouvent en rapport inverse, QT diminuant avec l'augmentation de la fréquence. Le tableau suivant est basé sur les valeurs moyennes établies par Hegglin et Holzmann [Z. klin. Med. 132, 1 (1937)], tirées d'un matériel de 700 cas normaux, contenant les fréquences entre 40 et 150 pulsations par minute.

Nous allons trouver dans ce tableau, à côté de la fréquence des pulsations constatée, la valeur-limite inférieure et puis, la valeur moyenne, enfin la limite supérieure de QT. Tous chiffres s'en rapportent, ainsi que ceux du tableau 6, à la dérivation II. Hegglin et Holzmann ont constaté une oscillation admissible de ± 0,04 sec. autour des valeurs moyennes, laquelle a été considérée dans le calcul des suivantes valeurs-limite.

Exemple:
Dans une fréquence de 89 pulsations par minute nous avons trouvé une durée de QT de 0,31 sec. D'après le tableau cette valeur se trouve un peu sous la valeur moyenne de 0,3205 sec., située cependant dans la sphère normale.

Normalwerte der QT-Dauer

Tabelle 5 / Schedule 5 / Tableau 5							
Frequenz Heart rate Fréquence	Unterer Grenzwert Lower limit Limite inférieure	Mittelwert Average value Valeur moyenne	Oberer Grenzwert Upper limit Limite supérieure	Frequenz Heart rate Fréquence	Unterer Grenzwert Lower limit Limite inférieure	Mittelwert Average value Valeur moyenne	Oberer Grenzwert Upper limit Limite supérieure
40	0,4380	0,4780	0,5180	57	0,3610	0,4010	0,4410
41	0,4350	0,4750	0,5150	58	0,3570	0,3970	0,4370
42	0,4290	0,4690	0,5090	59	0,3530	0,3930	0,4330
43	0,4230	0,4630	0,5030	60	0,3490	0,3890	0,4290
44	0,4170	0,4570	0,4970	61	0,3470	0,3870	0,4270
45	0,4110	0,4510	0,4910	62	0,3440	0,3840	0,4240
46	0,4070	0,4470	0,4870	63	0,3410	0,3810	0,4210
47	0,4020	0,4420	0,4820	64	0,3380	0,3780	0,4180
48	0,3970	0,4370	0,4770	65	0,3350	0,3750	0,4150
49	0,3920	0,4320	0,4720	66	0,3320	0,3720	0,4120
50	0,3870	0,4270	0,4670	67	0,3290	0,3690	0,4090
51	0,3850	0,4250	0,4650	68	0,3260	0,3660	0,4060
52	0,3810	0,4210	0,4610	69	0,3240	0,3640	0,4040
53	0,3770	0,4170	0,4570	70	0,3220	0,3620	0,4020
54	0,3730	0,4130	0,4530	71	0,3195	0,3595	0,3995
55	0,3690	0,4090	0,4490	72	0,3165	0,3565	0,3965
56	0,3650	0,4050	0,4450	73	0,3140	0,3540	0,3940

Normalwerte der QT-Dauer

Tabelle 5 (Fortsetzung) — Schedule 5 (Continued) — Tableau 5 (Continuation)

74	0,3115	0,3515	0,3915	96	0,2670	0,3070	0,3470
75	0,3090	0,3490	0,3890	97	0,2660	0,3060	0,3460
76	0,3055	0,3455	0,3855	98	0,2650	0,3050	0,3450
77	0,3025	0,3425	0,3825	99	0,2630	0,3030	0,3430
78	0,3010	0,3410	0,3810	100	0,2620	0,3020	0,3420
79	0,2995	0,3395	0,3795	101	0,2610	0,3010	0,3410
80	0,2980	0,3380	0,3780	102	0,2600	0,3000	0,3400
81	0,2950	0,3350	0,3750	103	0,2580	0,2980	0,3380
82	0,2930	0,3330	0,3730	104	0,2560	0,2960	0,3360
83	0,2910	0,3310	0,3710	105	0,2540	0,2940	0,3340
84	0,2890	0,3290	0,3690	106	0,2530	0,2930	0,3330
85	0,2870	0,3270	0,3670	107	0,2510	0,2910	0,3310
86	0,2855	0,3255	0,3655	108	0,2500	0,2900	0,3300
87	0,2835	0,3235	0,3635	109	0,2480	0,2880	0,3280
88	0,2820	0,3220	0,3620	110	0,2460	0,2860	0,3260
89	0,2805	0,3205	0,3605	111	0,2450	0,2850	0,3250
90	0,2790	0,3190	0,3590	112	0,2440	0,2840	0,3240
91	0,2770	0,3170	0,3570	113	0,2420	0,2820	0,3220
92	0,2750	0,3150	0,3550	114	0,2410	0,2810	0,3210
93	0,2730	0,3130	0,3530	115	0,2400	0,2800	0,3200
94	0,2710	0,3110	0,3510	116	0,2390	0,2790	0,3190
95	0,2690	0,3090	0,3490	117	0,2380	0,2780	0,3180

Normalwerte der QT-Dauer

Tabelle 5 (Fortsetzung) — *Schedule 5* (Continued) — **Tableau 5** (Continuation)

Frequenz / Heart rate / Fréquence	Unterer Grenzwert / Lower limit / Limite inférieure	Mittelwert / Average value / Valeur moyenne	Oberer Grenzwert / Upper limit / Limite supérieure	Frequenz / Heart rate / Fréquence	Unterer Grenzwert / Lower limit / Limite inférieure	Mittelwert / Average value / Valeur moyenne	Oberer Grenzwert / Upper limit / Limite supérieure
118	0,2370	0,2770	0,3170	135	0,2190	0,2590	0,2990
119	0,2360	0,2760	0,3160	136	0,2180	0,2580	0,2980
120	0,2350	0,2750	0,3150	137	0,2170	0,2570	0,2970
121	0,2338	0,2738	0,3138	138	0,2160	0,2560	0,2960
122	0,2326	0,2726	0,3126	139	0,2150	0,2550	0,2950
123	0,2313	0,2713	0,3113	140	0,2150	0,2550	0,2950
124	0,2300	0,2700	0,3100	141	0,2140	0,2540	0,2940
125	0,2290	0,2690	0,3090	142	0,2130	0,2530	0,2930
126	0,2280	0,2680	0,3080	143	0,2120	0,2520	0,2920
127	0,2270	0,2670	0,3070	144	0,2110	0,2510	0,2910
128	0,2260	0,2660	0,3060	145	0,2100	0,2500	0,2900
129	0,2250	0,2650	0,3050	146	0,2090	0,2490	0,2890
130	0,2240	0,2640	0,3040	147	0,2080	0,2480	0,2880
131	0,2230	0,2630	0,3030	148	0,2070	0,2470	0,2870
132	0,2220	0,2620	0,3020	149	0,2065	0,2465	0,2865
133	0,2210	0,2610	0,3010	150	0,2060	0,2460	0,2860
134	0,2200	0,2600	0,3000				

Tabelle 6

Tabelle der Minuten=QT=Dauer bei verschiedenen Frequenzen

Unter Minuten-QT-Dauer (früher Minutensystolendauer genannt) versteht man nach H u t t m a n n und E i s e r [Cardiologia 3, 371 (1939)] die mit der Frequenz multiplizierte QT-Dauer. Sie gibt an, wie lange sich das untersuchte Herz pro Zeiteinheit in Erregung befindet. Die erhaltenen Werte sind Sekundenwerte. Die Berechnung der Minuten-QT-Dauer bietet folgende Vorteile vor der gewöhnlichen QT-Dauer: Sie ist empfindlicher als diese und zeigt z. B. bei Digitalismedikation rascher eine Verkürzung als die QT-Dauer oder bei beginnender Hypertension in einem früheren Stadium eine deutliche Verlängerung. Außerdem zeigt sie die Dauer der elektrischen Kammeraktion während einer Minute an, ist also ein Maßstab des Aktions- sowie des Erholungszustandes des Herzens. Es ist klar, daß ein Herz, dessen Minuten-QT-Dauer beispielsweise 42 Sekunden beträgt (wie oft bei paroxysmalen Tachykardien), funktionell bei einer Erholungszeit von nur 18 Sekunden pro Minute weniger leistungsfähig ist und rascher ermüden muß, als ein normales Herz, das bei einer Frequenz von 70 bis 90 Schlägen pro Minute 30 Sekunden in jeder Minute zu seiner Erholung zur Verfügung hat.

Die Minuten-QT-Dauer zeigt normalerweise bei steigender Frequenz eine Zunahme, d. h. das Herz befindet sich bei zunehmender Frequenz pro Zeiteinheit länger in Systole und elektrischer Erregung, während gleichzeitig die Diastolen- und TQ-Dauer, also die Erholungsphase des Herzens, abnimmt.

Tabelle 6a zeigt die an 900 Normalfällen nach der Formel:

Minuten-QT-Dauer = QT-Dauer × Frequenz

berechnete Minuten-QT-Dauer.

Tabelle 6b dient der schnellen Entnahme der Minuten-QT-Dauer bei einer gegebenen Frequenz. Zu diesem

Zwecke wird mit Tabelle 1 die Frequenz des Herzschlages bestimmt und mit Tabelle 2 die QT-Dauer. Die sich aus diesen Werten ergebende Minuten-QT-Dauer wird in Tabelle 6b gefunden, indem links die betreffende Frequenz und oben die gefundene QT-Dauer aufgesucht wird. Im Kreuzungspunkte beider Rubriken findet sich die gesuchte Minuten-QT-Dauer, die nun in Tabelle 6a mit den Normalwerten verglichen wird.

B e i s p i e l : Mit Hilfe der Tabelle 2 wurde bei einem Falle von beginnender Tetanie bei einer Frequenz von 80/Min. eine QT-Dauer von 0,3750 Sek. festgestellt. Dieselbe war nach Tabelle 5 noch normal (oberer Grenzwert nach H e g g l i n - H o l z m a n n : 0,3780 Sek.). Tabelle 6b ergibt jedoch eine Minuten-QT-Dauer von 30,0 Sek., die bei dieser Frequenz laut Tabelle 6a bereits einer mäßigen Verlängerung entspricht.

Schedule 6

Schedule of the Minute QT Duration at Different Heart Rates

By Minute QT Duration (formerly called Minute Systole Duration) we unterstand, according to H u t t - m a n n and E i s e r [Cardiologia 3, 371 (1939)] the QT duration multiplied with the heart rate. It indicates the duration of the excitation of the examined heart in the time unit. The figures obtained are second-values. The calculation of the Minute QT Duration implies over the common QT Duration the following advantages: It is more sensitive than the latter, showing, for instance, at a digitalic treatment, a sooner shortening or in case of a beginning hypertension in an earlier state, a distinct prolongation. Further it shows the duration of the ventricle action during a minute, being thus a scale for action and recreation of the heart. It is obvious that a heart the Minute QT Duration of which amounts e. g. to 42 seconds (being often the case at paroxysmal tachycardia), having a recreation interval of only 18 seconds per 1 minute, will be functionally less efficient, bound to sooner exhaustion than a normal heart, disposing at a rate of 70—90 beats/min., of 30 seconds in each minute for its recovery.

As a rule the Minute QT Duration indicates a prolongation at increasing rate, that means that the heart has a longer systole and remains longer in electric excitation in the unit of time when the rate increases, while at the same time the diastole and TQ Duration, being the recreation time of the heart, decreases. Schedule 6a presents the calculated Minute QT Duration of 900 normal cases based on the formula:

Minute QT Duration = QT Duration × rate.

Schedule 6b serves for fast picking off the Minute QT Duration, having a given rate. On this purpose the heart rate is determined with the aid of schedule 1, and the QT Duration with the aid of schedule 2. The Minute QT Duration is to be found in schedule 6b, taking on the left the respective rate and above the QT Duration. The Minute QT Duration being found in the intersection point of both columns, will be compared now in schedule 6a with the normal values.

Example:

In a case of beginning tetania with a heart rate of 80/ min., by means of schedule 2, a QT Duration of 0,3750 sec. was found. According to schedule 5 it could still be considered as being normal (the upper limit value according to H e g g l i n and H o l z m a n n being 0,3780 sec.). Schedule 6b, however, furnishes a Minute QT Duration of 30,0 seconds, corresponding, at this rate, after schedule 6a, to a moderate prolongation already.

Tableau 6

Tableau de la durée de QT par minute en différentes fréquences cardiaques

La dénomination „durée de QT par minute" (autrefois nommée durée systolique par minute), d'après Huttmann et Eiser [Cardiologia **3**, 371 (1939)] signifie la durée de QT, multipliée par la fréquence des pulsations par minute. Cette valeur nous indique le temps dans lequel le coeur éxaminé se trouve en excitation électrique en l'unité du temps. Les valeurs obtenues sont des valeurs en secondes. La détermination de la durée de QT par minute nous offre les avantages suivants au contraire à la durée de QT ordinaire: Elle est plus sensible que celle-ci, indiquant, par exemple, dans un traitement digitalique un raccourcissement plus tôt que la durée de QT, de même dans une hypertension incipiente, en stade plus récent, une prolongation remarquable. En outre, elle nous donne la durée de l'action ventriculaire pendant une minute, étant donc la mesure des états d'action et de récréation du coeur. Il est donc évident, qu'un coeur, la durée de QT par minute duquel monte par exemple à 42 secondes par minute (trouvé souvent dans des tachycardies paroxystiques), ayant un temps de récréation de seulement 18 sec. par minute, doit être fonctionalement moins efficient, qu'un coeur normal., disposant en 70—90 pulsations par minute, d'un temps de relaxation de 30 secondes.

La durée de QT par minute va montrer normalement une augmentation en rapport à l'élévation de la fréquence des pulsations, ça veut dire, le coeur se trouve en l'unité du temps, notant une fréquence croissante, plus long en systole et excitation systolique, pendant que la diastole et la durée de TQ, c'est à dire le temps de relaxation du coeur, va diminuer.

Le tableau 6a nous donne la durée de QT par minute, obtenue dans 900 cas normaux à l'aide de la formule:
Durée de QT par minute = durée de QT × fréquence des pulsations par minute.

Le tableau 6b sert pour en tirer rapidement la durée de QT par minute, la fréquence des pulsations étant donnée. En ce but, à l'aide du tableau 1 nous déterminons la fréquence des pulsations cardiaques, ainsi qu'à l'aide du tableau 2 la durée de QT. La durée de QT par minute résultant de ces valeurs, est trouvée dans le tableau 6b, en cherchant à gauche la fréquence et, au dessus, la durée de QT trouvée. La durée de QT par minute se trouve ainsi dans l'intersection des deux rubriques, pouvant être comparée maintenant dans le tableau 6a avec les valeurs normales.

Exemple:
A l'aide du tableau 2 nous avons trouvé dans un cas de tétanie incipiente, ayant une fréquence de 80 par minute, la durée de QT de 0,3750 sec., celle-ci, d'après le tableau 5 étant toujours normale - (limite supérieure d'après H e g g l i n et H o l z m a n n : 0,3780 sec.). Le tableau 6b nous fournit néanmoins une durée de QT par minute de 30,0 sec. laquelle, jugeant la fréquence établie, indique d'après le tableau 6a déjà un prolongement modéré.

Tabelle 6a **Schedule 6a** **Tableau 6a**

Normalwerte der Minuten-QT-Dauer:
Standard Figures of the Minute QT Duration:
Valeurs normales de la durée de QT par minute:

Frequenzbereich Rate - Sphere Fréquences	Minuten-QT-Dauer in Sekunden Minute QT Duration in Seconds Durée de QT par minute en secondes
41—50	17,7—21,6
51—60	20,3—23,9
61—70	23,1—26,6
71—80	25,7—29,0
81—90	28,1—31,2
91—100	30,2—33,2
101—110	31,2—34,0
111—120	32,5—35,2

Tabelle 6b / Schedule 6b / Tableau 6b

Bestimmung der Minuten-QT-Dauer:
Determination of the Minute QT Duration:
Détermination de la durée de QT par minute:

Frequenz / Heart rate / Fréquence	QT-Dauer / QT-Duration / Durée de QT									
	0,3250	0,3375	0,3500	0,3625	0,3750	0,3875	0,4000	0,4125	0,4250	0,4375	0,4500
46	14,9	15,5	16,1	16,6	17,2	17,8	18,4	18,9	19,5	20,1	20,7
47	15,2	15,8	16,4	17,0	17,6	18,2	18,8	19,3	19,9	20,5	21,1
48	15,6	16,2	16,8	17,4	18,1	18,6	19,2	19,8	20,4	21,0	21,6
49	15,9	16,5	17,1	17,7	18,3	18,9	19,4	20,1	20,8	21,4	22,0
50	16,2	16,8	17,5	18,1	18,7	19,3	20,0	20,6	21,2	21,8	22,5
51	16,5	17,2	17,8	18,4	19,1	19,7	20,4	21,0	21,6	22,3	22,9
52	16,9	17,5	18,2	18,8	19,5	20,1	20,8	21,4	22,1	22,7	23,4
53	17,2	17,8	18,5	19,2	19,8	20,5	21,2	21,8	22,5	23,1	23,8
54	17,5	18,2	18,9	19,5	20,2	20,9	21,6	22,2	22,9	23,6	24,3
55	17,8	18,5	19,2	19,9	20,6	21,3	22,0	22,6	23,3	24,0	24,7
56	18,2	18,9	19,6	20,3	21,0	21,7	22,4	23,1	23,8	24,5	25,2
57	18,5	19,2	19,9	20,6	21,3	22,0	22,8	23,7	24,2	24,9	25,6
58	18,8	19,5	20,3	21,0	21,7	22,4	23,2	23,9	24,6	25,3	26,1
59	19,1	19,9	20,6	21,3	22,1	22,8	23,6	24,3	25,0	25,8	26,5
60	19,5	20,2	21,0	21,7	22,5	23,2	24,0	24,7	25,5	26,2	27,0

Tabelle 6b (Fortsetzung)   Schedule 6b (Continued)   Tableau 6b (Continuation)

QT-Dauer   QT-Duration   Durée de QT

Frequenz / Heart rate / Fréquence	0,3125	0,3250	0,3375	0,3500	0,3625	0,3750	0,3875	0,4000	0,4125	0,4250	0,4375	0,4500
61	19,0	19,8	20,5	21,3	22,1	22,8	23,6	24,4	25,1	25,9	26,6	27,4
62	19,3	20,1	20,9	21,7	22,5	23,2	24,0	24,8	25,5	26,3	27,1	27,9
63	19,6	20,4	21,2	22,0	22,8	23,6	24,4	25,2	25,9	26,7	27,5	28,3
64	20,0	20,8	21,6	22,4	23,2	24,0	24,8	25,6	26,4	27,2	28,0	28,8
65	20,3	21,1	21,9	22,7	23,5	24,3	25,1	26,0	26,8	27,6	28,4	29,2
66	20,6	21,4	22,2	23,1	23,9	24,7	25,5	26,4	27,2	28,0	28,8	29,7
67	20,9	21,7	22,6	23,4	24,2	25,1	25,9	26,8	27,6	28,4	29,3	30,1
68	21,2	22,1	22,9	23,8	24,6	25,5	26,3	27,2	28,0	28,9	29,7	30,6
69	21,5	22,4	23,2	24,1	25,0	25,8	26,7	27,6	28,4	29,3	30,1	31,0
70	21,8	22,7	23,6	24,5	25,3	26,2	27,1	28,0	28,8	29,7	30,6	31,5
71	22,1	23,0	23,9	24,8	25,7	26,6	27,5	28,4	29,2	30,1	31,0	31,9
72	22,5	23,4	24,3	25,2	26,0	27,0	27,9	28,8	29,7	30,6	31,5	32,4
73	22,8	23,7	24,6	25,5	26,4	27,3	28,2	29,2	30,1	31,0	31,9	32,8
74	23,1	24,0	24,9	25,9	26,8	27,7	28,6	29,6	30,5	31,4	32,3	33,3
75	23,4	24,3	25,3	26,2	27,1	28,1	29,0	30,0	30,9	31,8	32,8	33,7

Tabelle 6b (Fortsetzung)　　Schedule 6b (Continued)　　Tableau 6b (Continuation)

Minuten-QT-Dauer bei verschiedenen Frequenzen

Frequenz / Heart rate / Fréquence	0,3125	0,3250	0,3375	0,3500	0,3625	0,3750	0,3875	0,4000	0,4125	0,4250	0,4375	0,4500
76	23,7	24,7	25,6	26,6	27,5	28,5	29,4	30,4	31,3	32,3	33,2	34,2
77	24,0	25,0	25,9	26,9	27,9	28,8	29,8	30,8	31,7	32,7	33,6	34,6
78	24,3	25,3	26,3	27,3	28,2	29,2	30,2	31,2	32,1	33,1	34,1	35,1
79	24,6	25,6	26,6	27,6	28,6	29,6	30,6	31,6	32,5	33,5	34,5	35,5
80	25,0	26,0	27,0	28,0	29,0	30,0	31,0	32,0	33,0	34,0	35,0	36,0
81	25,3	26,3	27,3	28,3	29,3	30,3	31,3	32,4	33,4	34,4	35,4	36,4
82	25,6	26,6	27,6	28,6	29,7	30,7	31,7	32,8	33,8	34,8	35,8	36,9
83	25,9	26,9	28,0	29,0	30,0	31,1	32,1	33,2	34,2	35,2	36,3	37,3
84	26,2	27,3	28,3	29,4	30,4	31,5	32,5	33,6	34,6	35,7	36,7	37,8
85	26,5	27,6	28,6	29,7	30,8	31,8	32,9	34,0	35,0	36,1	37,1	38,2
86	26,8	27,9	29,0	30,1	31,1	32,2	33,3	34,4	35,4	36,5	37,6	38,7
87	27,1	28,2	29,3	30,4	31,5	32,6	33,7	34,8	35,8	36,9	38,0	39,1
88	27,5	28,6	29,7	30,8	31,9	33,0	34,1	35,2	36,3	37,4	38,5	39,6
89	27,8	28,9	30,0	31,1	32,2	33,3	34,4	35,6	36,6	37,8	38,9	40,0
90	28,1	29,2	30,3	31,5	32,6	33,7	34,8	36,0	37,1	38,2	39,3	40,5

Tabelle 6b (Fortsetzung)   **Schedule 6b** (Continued)   **Tableau 6b** (Continuation)

Frequenz Heart rate Fréquence	QT-Dauer					QT-Duration			Durée de QT		
	0,2750	0,2875	0,3000	0,3125	0,3250	0,3375	0,3500	0,3625	0,3750	0,3875	0,4000
91	25,0	26,1	27,3	28,4	29,5	30,7	31,8	32,9	34,1	35,2	36,4
92	25,3	26,4	27,6	28,7	29,9	31,0	32,2	33,3	34,5	35,6	36,8
93	25,5	26,7	27,9	29,0	30,2	31,3	32,5	33,7	34,8	36,0	37,2
94	25,8	27,0	28,2	29,3	30,5	31,7	32,9	34,0	35,2	36,4	37,6
95	26,1	27,3	28,5	29,6	30,8	32,0	33,2	34,4	35,6	36,8	38,0
96	26,4	27,6	28,8	30,0	31,3	32,4	33,6	34,8	36,0	37,2	38,4
97	26,6	27,8	29,1	30,3	31,5	32,7	33,9	35,1	36,3	37,5	38,8
98	26,9	28,1	29,4	30,6	31,8	33,0	34,3	35,5	36,7	37,9	39,2
99	27,2	28,4	29,7	30,9	32,1	33,4	34,6	35,9	37,1	38,3	39,6
100	27,5	28,7	30,0	31,2	32,5	33,7	35,0	36,2	37,5	38,7	40,0
101	27,7	29,0	30,3	31,5	32,8	34,0	35,3	36,6	37,8	39,1	40,4
102	28,0	29,3	30,6	31,8	33,1	34,4	35,7	36,9	38,2	39,5	40,8
103	28,3	29,6	30,9	32,1	33,4	34,7	36,0	37,3	38,6	39,9	41,2
104	28,6	29,9	31,2	32,5	33,8	35,1	36,4	37,7	39,0	40,3	41,6
105	28,8	30,1	31,5	32,8	34,1	35,4	36,7	38,0	39,3	40,6	42,0

Tabelle 6b (Fortsetzung)				Schedule 6b (Continued)						Tableau 6b (Continuation)		
Frequenz / Heart rate / Fréquence	QT-Dauer				QT-Duration				Durée de QT			
	0,2625	0,2750	0,2875	0,3000	0,3125	0,3250	0,3375	0,3500	0,3625	0,3750	0,3875
106	27,8	29,1	30,4	31,8	33,1	34,4	35,7	37,1	38,4	39,7	42,4
107	28,0	29,4	30,7	32,1	33,4	34,7	36,1	37,4	38,7	40,1	42,8
108	28,3	29,7	31,0	32,4	33,7	35,1	36,4	37,8	39,1	40,5	43,2
109	28,6	29,9	31,3	32,7	34,0	35,4	36,7	38,1	39,5	40,8	43,6
110	28,8	30,2	31,6	33,0	34,3	35,7	37,1	38,5	39,8	41,2	44,0
111	29,1	30,5	31,9	33,3	34,6	36,0	37,4	38,8	40,2	41,6	44,4
112	29,4	30,8	32,2	33,6	34,9	36,4	37,8	39,2	40,6	42,0	44,8
113	29,6	31,0	32,4	33,9	35,3	36,7	38,1	39,5	40,9	42,3	45,2
114	29,9	31,3	32,7	34,2	35,6	37,0	38,4	39,9	41,3	42,7	45,6
115	30,1	31,5	33,0	34,5	35,9	37,3	38,8	40,2	41,6	43,1	46,0
116	30,4	31,9	33,3	34,8	36,2	37,7	39,1	40,6	42,0	43,5	46,4
117	30,7	32,1	33,6	35,1	36,5	38,0	39,4	40,9	42,4	43,8	46,8
118	30,9	32,4	33,9	35,4	36,8	38,3	39,8	41,3	42,7	44,2	47,2
119	31,2	32,7	34,2	35,9	37,1	38,6	40,1	41,6	43,1	44,6	47,6
120	31,5	33,0	34,5	36,0	37,5	39,0	40,5	42,0	43,5	45,0	48,0

Tabelle 7

Tabelle zur Typen- und Achsenbestimmung der R- und T-Zacken

Zum Gebrauch dieser Tabelle muß zuerst die Ausschlagsrichtung der zu bestimmenden Zacke in den drei Standardableitungen festgestellt und dann die zutreffende Horizontalkolonne in Rubrik 1 aufgesucht werden. Das Pluszeichen bedeutet dabei Ausschlag nach oben, das Minuszeichen Ausschlag nach unten von der isoelektrischen Linie, das Zeichen Ø vollständiges Fehlen der Zacke in der betreffenden Ableitung. Dabei ist nach v. Zárday [Cuore 25, 297 (1941), ref. in Z. Kreislaufforschg. 34, 151 (1942)] zu bedenken, daß jede Zacke in den drei Ableitungen positive oder negative Verlaufsrichtung haben kann. Wenn sich bei der Benennung der Zacken Schwierigkeiten ergeben, wie z. B. bei der Entscheidung ob es sich um eine S-Zacke oder um eine negative R-Zacke handelt, so ergibt sich die richtige Nomenklatur aus dem Verlaufe synchroner Kurvenpunkte bei gleichzeitiger Registrierung aller drei Ableitungen. Falls eine solche nicht möglich ist, ergibt die Einthovensche Regel: Ableitung II = Ableitung I + Ableitung III, Aufschluß über die Richtung einer fraglichen Zacke. Ist einmal die Verlaufsrichtung der gewünschten Zacke einwandfrei festgestellt und in Rubrik I der Tabelle aufgesucht worden, so wird in Rubrik 2 der Tabelle das für den betreffenden Fall zutreffende Größenverhältnis der untersuchten Zacke in den drei Ableitungen festgestellt. Nunmehr kann in gleicher Höhe nach rechts lesend in Rubrik 3 die Momentanachse der Zacke abgelesen werden, weiter in Rubrik 4 der Kreissektor, in dem sich laut dem ergänzenden Schema auf Seite 43 die betreffende Achse befindet und endlich in Rubrik 5 der Typus der R- oder T-Zacke. Bei Fehlen einer Zacke in einer Ableitung kommt es nach Huttmann [Z. Kreislaufforschg. 36, 251 (1944)] zu gleichgroßer Ausschlagshöhe der betreffenden Zacke in den verbleibenden zwei Ableitungen. Die Achse dieser Zacke liegt dann immer

Typen- u. Achsenbestimmung der R- u. T-Zacken   37

in Grenzlage zwischen zwei benachbarten Sektoren (+ 90, + 30, — 30, — 90, — 150 oder + 150 Grad) und senkrecht zu der Ableitung, in der sie fehlt. Wird von Rubrik 3, 4 oder 5 der Tabelle ausgegangen, so läßt sich übrigens auch das Aussehen eines theoretisch konstruierten Elektrokardiogramms bei jeder gewünschten Achsenstellung der einzelnen Zacken feststellen. Das ergänzende Schema zeigt die einzelnen Sektoren in ihren Beziehungen zu den drei Ableitungen und zu den verschiedenen Achsenstellungen.

B e i s p i e l : Bei einem vier Wochen alten Hinterwandinfarkt wird in Ableitung I und II eine positive, in Ableitung III eine negative R-Zacke gefunden. Dabei ist der Ausschlag in Ableitung I größer als in Ableitung III und hier wieder größer als in Ableitung II. T ist positiv in Ableitung I, negativ in Ableitung II und III. Aus der Tabelle, ausgehend von Spalte +, +, — der 1. Rubrik und der ersten Zeile der 2. Rubrik (die dem gefundenen Größenverhältnis der Zacken in den drei Ableitungen entspricht), ersehen wir, daß die R-Achse zwischen —1 und —29 Grad liegt, im II. Sektor des Schemas zu finden ist und Linkstypus aufweist. Die T-Achse (+, —, —) dagegen liegt zwischen —31 und —89 Grad, gehört dem III. Segmente an und ist ebenfalls linkstypisch. In einer Aufnahme nach 15 Monaten finden wir die R-Zacken im großen und ganzen unverändert, die T-Zacken sind jedoch in allen drei Ableitungen positiv geworden, sind in Ableitung II am höchsten und in Ableitung I höher als in III. Die T-Achse liegt daher jetzt laut Tabelle zwischen +31 und +59 Grad im ersten Sektor und ist somit normaltypisch.

Schedule 7

Schedule for Determination of Types and Axes of the R and T Wave

For applying this schedule we have first to determine the direction of the searched for wave in the three standard leads, after which the corresponding horizontal rubric in column 1 has to be picked out. Hereby the plus mark indicates an upward, the minus mark a downward deflection from the isoelectrical line, whereas the mark "Ø" means the complete lack of the deflection in the respective lead. One must consider, however, according to v. Zárday [Cuore **25**, 297 (1941) ref. in Z. Kreislaufforschg. **34**, 151 (1942)] that each deflection may have upward or downward direction in the three limb leads. The right nomenclature at the determination, for instance, whether we have to deal with an S wave or an inverted R wave, will be given by the course of synchronous points with a simultaneous registration of all three leads. Should this not be practicable, Einthoven's rule: Lead II = lead I + lead III, will clear up the course of a problematic deflection. The course of the wanted wave once undoubtedly established and found in column 1 of the schedule, we must state in column 2 the size-relation of the examined wave in the three leads. After this we can read off rightwards on the same level in column 3 the momentary axis of the deflection, further in column 4 the circular sector, containing, according to the complementary scheme on page 43 the respective axis, and finally in column 5 the type of the R or T wave. In case of a missing wave in a lead, according to Huttmann [Z. Kreislauforschg. **36**, 251 (1944)], the respective wave will show the same size and an opposite direction in the other two leads. The axis of this wave in this case always lies on the limit-line between two neighbouring sectors (+90, +30, —30, —90, —150 or +150 degrees) and in perpendicular position to the lead it is missing in.

Starting from column 3, 4 or 5 of the schedule, we can state further even a theoretically constructed electrocardiogram in any desired axillar position of the waves.

The complementary scheme shows the sectors in their relations to the three leads and to the different positions of axes.

Example:

At a four weeks old posterior wall infarction, in lead I and II an upright, in lead III an inverted R wave is found. Hereby the oscillation in lead I is higher than in lead III, and here again higher than in lead II. T is upright in lead I, inverted in lead II and III. Starting from partition + + — in the first column of the schedule and the first line of the second column (corresponding to the found size-relation of the waves in the three leads), we state the existence of the R axis between —1 and —29 degrees in the sector II of the scheme showing a laevogram. The axis of T, however, lies between —31 and —89 degrees, belonging to segment III deviating also to the left. A further record after a lapse of 15 months will show us the R waves unchanged in the whole, the T waves, however, having become in all three leads upright, reaching the greatest hight in lead II, in lead I a greater one than in lead III. The axis of T consequently is lying according to the schedule between +31 and +59 degr. in the first sector, hence belonging to the normal type.

Tableau 7

Tableau pour la détermination des types et des axes des ondes R et T

Pour l'emploi de ce tableau nous devons déterminer d'abord la direction d'oscillations de l'onde que nous désirons fixer dans les trois dérivations-standard. Puis nous allons chercher la colonne correspondante dans la première rubrique du tableau. Partant de la ligne isoélectrique, la marque „+" indique une oscillation en haut, la marque „—" une oscillation en bas et la marque Ø enfin indiquant l'inéxistence absolue de l'onde dans la dérivation respective. D'après v. Z a r d a y [Cuore **25**, 297 (1941), ref. en Z. Kreislaufforschg. **34**, 151 (1942)] il faut cependant tenir compte du fait, que chaque onde peut montrer une direction positive ou bien négative dans chacune des trois dérivations. Nous recevons, par exemple, la dénomination précise, ayant à décider s'il s'agit d'une onde S ou d'un R négatif, du cours des points synchroniques dans le tracé électrocardiographique, en registrant simultanément toutes les trois dérivations. Au cas que cela ne soit pas practicable, le cours d'une onde douteuse sera déterminé à l'aide de la formule d' E i n t h o v e n : Dérivation II = dérivation I + dérivation III. La direction de l'onde étant établie d'une manière certe et recherchée dans la rubrique 1 du tableau, nous allons déterminer dans la rubrique 2 du tableau la proportion d'hauteur de l'onde éxaminée pour ce cas concret dans les trois dérivations. Ainsi nous recevons, en lisant de gauche à droite en même hauteur, l'axe instantané de l'onde; puis nous obtenons dans la rubrique 4 le secteur du cercle, dans lequel se trouve, d'après le schème à la page 43 l'axe respectif, recevant enfin dans rubrique 5 le type des ondes R ou T. Au cas de l'absence d'une onde dans une dérivation, nous remarquons d'après H u t t m a n n [Z. Kreislaufforschg. **36**, 251 (1941)], la même hauteur d'oscillation de cette onde dans les autres deux dérivations. Dans cette situation, l'axe de cette onde est situé toujours au point-limite entre deux secteurs voisins (c'est à dire dans la position + 90, + 30, — 30, — 90, — 150, + 150 degrés) et en position perpendiculaire sur la dérivation dans laquelle il manque.

En partant d'une des rubriques 3, 5 ou 5 du tableau, nous pouvons construire en outre, aussi l'image d'un tracé théorique en chaque position axiale des ondes désirée.

Le schème complimentaire nous présente les secteurs dans leur rapport aux trois dérivations-standard, ainsi qu'aux différentes positions axiales.

Exemple:

On a trouvé dans un infarctus postérieur de quatre semaines dans les dérivations I et II une onde R positive, celle-ci étant négative en dérivation III. Nous remarquons ici que l'oscillation dans la dérivation I est plus grande qu'en dérivation III et dans celle-ci plus grande qu'en dérivation II. T est positif dans la dérivation I et inversé dans les dérivations II et III. En procédant de la colonne ++— de la première rubrique du tableau et de la première ligne de la rubrique 2, (correspondante au rapport de grandeur des ondes dans les trois dérivations) nous voyons que, l'axe R est situé entre -1 et -29 degrés, se trouvant dans le secteur II du schème, représentant en même temps un laevogramme. L'axe T (+ — —) cependant se trouve entre —31 et —89 degrés, appartenant au secteur III, montrant aussi une déviation de l'axe à gauche. Dans un tracé registré après un lapse de 15 mois, l'onde R se présentera en général inchangée, autant que les ondes T seront devenues dans toutes les trois dérivations positives, arrivées en dérivation II au point le plus haut, leur hauteur en dérivation I, dépassant celle de la dérivation III. L'axe T en conséquant se trouve maintenant, d'après le tableau, entre +31 et + 59 degrés dans le premier secteur, ce qui nous montre qu'elle est d'un type normal.

42 Typen- u. Achsenbestimmung der R- u. T-Zacken

Tabelle 7 — Schedule 7 — Tableau 7

Ausschlagsrichtung der Zacken in Ableitung / Direction of the deflection in lead / Direction de l'oscillation des ondes en dérivation			Größenverhältnis der Zacken / Size-relation of the deflections / Rapport des différentes hauteurs des ondes	Momentanachse in Grad / Momentary axis in degrees / L'axe momentane en degrés	Kreissektor / Sector / Secteur du cercle	Typus der R- oder T-Zacke / Type of the R or T waves / Type de l'onde R ou T
I	II	III				
+	+	⊘	$+\mathrm{I} = +\mathrm{II}$	$+30$	I	Normaltypus
			$+\mathrm{II} > +\mathrm{I} > +\mathrm{III}$	$+31$ bis $+59$		Normal Type
+	+	+	$+\mathrm{III} = +\mathrm{I} < +\mathrm{II}$	$+60$		
			$+\mathrm{II} > +\mathrm{III} > +\mathrm{I}$	$+61$ bis $+89$		Type normal
⊘	+	+	$+\mathrm{II} = +\mathrm{III}$	$+90$	VI	Rechtstypus
			$+\mathrm{III} > +\mathrm{II} > -\mathrm{I}$	$+91$ bis $+119$		
−	+	+	$-\mathrm{I} = +\mathrm{II} < +\mathrm{III}$	$+120$		
			$+\mathrm{III} > -\mathrm{I} > +\mathrm{II}$	$+121$ bis $+149$		Dextrogram
−	⊘	+	$-\mathrm{I} = +\mathrm{III}$	$+150$	V	
			$-\mathrm{I} > +\mathrm{III} > -\mathrm{II}$	$+151$ bis $+179$		
−	−	+	$+\mathrm{III} = -\mathrm{II} < -\mathrm{I}$	± 180		
			$-\mathrm{I} > -\mathrm{II} > +\mathrm{III}$	-179 bis -151		Dextrogramme
−	−	⊘	$-\mathrm{I} = -\mathrm{II}$	-150	IV	Zwischentypus extremer Rechts- oder Linksabweichung / Intermediary Type of extreme right or left deration / Type intermédiaire de déviation extrême dirigée à droite ou à gauche
			$-\mathrm{II} > -\mathrm{I} > -\mathrm{III}$	-149 bis -121		
−	−	−	$-\mathrm{III} = -\mathrm{I} < -\mathrm{II}$	-120		
			$-\mathrm{II} > -\mathrm{III} > -\mathrm{I}$	-119 bis -91		
⊘	−	−	$-\mathrm{II} = -\mathrm{III}$	-90	III	Linkstypus
			$-\mathrm{III} > -\mathrm{II} > +\mathrm{I}$	-89 bis -61		
+	−	−	$+\mathrm{I} = -\mathrm{II} < -\mathrm{III}$	-60		
			$-\mathrm{III} > +\mathrm{I} > -\mathrm{II}$	-59 bis -31		Laevogram
+	⊘	−	$+\mathrm{I} = -\mathrm{III}$	-30	II	
			$+\mathrm{I} > -\mathrm{III} > +\mathrm{II}$	-29 bis -1		
+	+	−	$-\mathrm{III} = +\mathrm{II} < +\mathrm{I}$	0		
			$+\mathrm{I} > +\mathrm{II} > -\mathrm{III}$	$+1$ bis $+29$		Laevogramme

Typen- u. Achsenbestimmung der R- u. T-Zacken 43

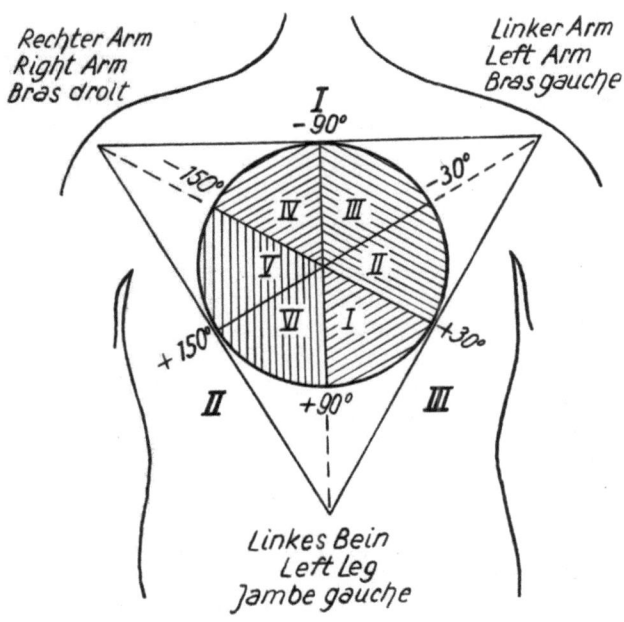

Ergänzendes Schema zu Tabelle 7
Complementary diagram to schedule 7
Schême complémentaire au tableau 7

Tabelle 8

Infarktdiagnostik mit Hilfe der Brustwandableitungen

Besondere Bedeutung kommt den Brustwandableitungen für die Erkennung des Vorderwandinfarktes zu. Beim Hinterwandinfarkt zeigen die Ableitungen von der vorderen Brustwand nur flüchtige und uncharakteristische Veränderungen. Hier empfiehlt sich in fraglichen Fällen die Anfertigung von Ösophaguselektrokardiogrammen oder von Ableitungen von der hinteren Brustwand [siehe Nehb, Verhandl. Dtsch. Ges. Kreislaufforsch'g. 12, 177 (Dresden 1939)].

Der Vorteil der Brustwandableitungen zur Feststellung eines Vorderwandinfarktes ergibt sich daraus, daß mit ihrer Hilfe die Diagnose auch jener Fälle möglich wird, bei denen in Ableitung I des Extremitätenelektrokardiogramms keine oder nur uncharakteristische Veränderungen vorliegen. Weiterhin ermöglichen die Brustwandableitungen die Unterteilung der Vorderwandinfarktfälle in mehrere Untergruppen, mit elektrokardiographischen Besonderheiten nur des Brustwandelektrokardiogramms, mit wechselndem, pathologisch-anatomischem Substrat, mit zum Teil abweichendem klinischen Verlauf und verschieden hoher Mortalität.

Da zur Zeit noch keine allgemeingültigen Vorschriften über die bei den einzelnen Brustwandableitungen zur Verwendung kommenden Ableitungsstellen bestehen, soll den in den meisten Ländern angenommenen Vorschlägen der American Heart Association [Am. Heart J. 25, 535 (1943)] gefolgt werden. Nach diesen Regeln wird mit einer runden Elektrode von 2—3 cm Durchmesser von 6 verschiedenen Ableitungsstellen der vorderen Brustwand abgeleitet. Die indifferente Elektrode wird am rechten Arm (R), linken Arm (L) oder linken Fuß (F) angebracht. Wird eine Sammelelektrode von allen drei Extremitäten verwendet, so wird die Ableitung mit V bezeichnet. Der Sitz der Brustwandelektrode wird mit dem Buchstaben C (= Chest, Brust) bezeichnet, dem eine Ziffer von 1 bis

6 je nach der Ableitungsstelle hinzugefügt wird. Im einzelnen bedeutet:
1: Sitz der Elektrode am rechten Sternalrand in Höhe des 4. Interkostalraums,
2: Sitz der Elektrode am linken Sternalrand in Höhe des 4. Interkostalraums,
3: Sitz der Elektrode in der Mitte zwischen linkem Sternalrand und linker Medioklavikularlinie,
4: Sitz der Elektrode an der linken Medioklavikularlinie,
5: Sitz der Elektrode an der linken vorderen Axillarlinie,
6: Sitz der Elektrode an der linken mittleren Axillarlinie.

Der Punkt 3 liegt auf der Verbindungslinie des 4. linken Interkostalraums mit der Herzspitze, die Punkte 4, 5 und 6 finden sich auf einer Linie, die von der Herzspitze horizontal nach links außen führt. Wird vom Herzspitzenstoß zu einer indifferenten Elektrode abgeleitet, so wird diese Ableitung mit IV bezeichnet.

Beispiele für Ableitungsbezeichnungen:
C_2R: Ableitung vom linken Sternalrand zum rechten Arm.
C_4F: Ableitung von der linken Medioklavikularlinie zum linken Bein.
IVF: Ableitung vom Herzspitzenstoß zum linken Bein.
C_1V: Ableitung vom rechten Sternalrand zu einer Sammelelektrode.

Die Polung erfolgt in der Weise, daß die Brustwandelektrode mit dem Kabel des linken Armes und die indifferente Elektrode mit dem Kabel des rechten Armes bei Einstellung auf Ableitung I verbunden wird. Bei dieser Schaltungsweise entspricht einer Positivität im Herzen ein nach oben gerichteter Ausschlag im Elektrokardiogramm. Normalerweise ist bei dieser Anordnung eine nach oben gerichtete R-Zacke sowie eine positive T-Zacke vorhanden.

Aus Tabelle 8 lassen sich nun die Charakteristika der einzelnen Unterarten des Vorderwandinfarktes bei den dafür in Frage kommenden Ableitungsstellen C_2—C_6 ablesen. Aus den weiteren Rubriken lassen sich auch die wichtigsten Elektrokardiogrammbefunde in den üblichen Extremitätenableitungen, sowie die pathologisch-anatomischen und klinischen Besonderheiten der einzelnen Infarktformen ersehen.

Unter dem Ausdruck „koronare" Verlaufsform von ST und T wird in der Tabelle die charakteristische Veränderung dieser Abschnitte des Elektrokardiogramms unter dem Einflusse der verschiedenen Infarktstadien verstanden, d. h. für die ST-Strecke beim frischen Infarkt der charakteristische erhöhte Abgang vom absteigenden Schenkel der R-Zacke, in späteren Stadien der bogenförmige nach oben konvexe Übergang in die negative T-Zacke. Für die T-Zacke bedeutet „koronarer Verlauf" die positive Form mit Hervorgehen aus der erhöhten ST-Strecke im Frühstadium des Infarktes, wobei T näher an R rückt (T en dôme), in späteren Stadien wird T zuerst diphasisch, dann negativ und spitz.

Bezüglich der einzelnen Untergruppen des Vorderwandinfarktes und ihres besonderen Bildes in den verschiedenen Brustwandableitungen wurden folgende Autoren besonders berücksichtigt:

A. F a l e i r o : Z. klin. Med. 130, 808 (1936). — M. H o l z m a n n : Verhdl. Dtsch. Ges. Kreislaufforschg. 12, 204 (Dresden 1939); Helv. Med. Acta 11, 47 (1944). — E. L e p e s c h k i n : Das Elektrokardiogramm (Dresden u. Leipzig 1942). — A. M u s s a f i a, Arch. Malad. Cœur, 40, 369 (1947). — P. S o u l i é, F. J o l y und J. M o n i é : Les dérivations précordiales (Paris 1947).

Schedule 8

Diagnosis of Infarctions by Means of Chest Leads

The chest leads deserve particular attention for the diagnosis of anterior wall infarctions. The leads of the anterior chest wall being applied to posterior wall infarctions, will show but slight changes missing any characteristics. In dubious cases it is adviceable to take here leads of the oesophagus or of the posterior chest wall [see N e h b, Verhandl. Dtsch. Ges. Kreislaufforschg. 12, 177 (1939)].

The advantage of the chest leads in the diagnosis of

anterior wall infarctions, lies in the fact that they enable us to find out even those cases for which lead I of the standard electrocardiogram supplies none or changes without any characteristics. Further the chest leads open the way to range subdivisions of the anterior wall infarctions into several groups, the latter possessing electrocardiographic peculiarities only of the chest leads, with different pathologic-anatomical substratum, each of partly different clinical course and differing mortality.

Respecting the points of leads on the chest wall we follow the recommandations of the American Heart Association [Amer. Heart. J. **25**, 535 (1943)]. According to these rules leads are derived from 6 different points of the chest by means of a round electrode of 2—3 cm diameter. The neuter electrode is to be fixed on the right arm (R), left arm (L), or left leg (F). Applying a central terminal electrode, this will be marked with "V". The seat of the precordial electrode is called C (= chest), unto which we have to add one of the figures from 1 to 6, according to the lead-spot. Hereafter we find the explanation of the figures:

1: Placement of the electrode at the right edge of the sternum in the 4th intercostal place.
2: Placement of the electrode at the left edge of the sternum in the 4th intercostal place.
3: Placement of the electrode between the left edge of the sternum and the midclavicular line.
4: Placement of the electrode at the left midclavicular line.
5: Placement of the electrode at the left anterior axilary line.
6: Placement of the electrode at the left midaxilary line.

Point 3 lies on the line linking up the 4th left intercostal space with the apex, points 4, 5, and 6 being found on a line running from the apex horizontally to the left, outwards. Marking a derivation from the apex to a neuter electrode, we fix this lead with "IV".

Examples for Lead Designations:

C_2R: lead from the left edge of the sternum to the right arm.
C_4F: lead from the left midclavicular line to the left leg.
IVF: lead from the apex beat to the left leg.
C_1V: lead from the right edge of the sternum to a central terminal.

The electric connection has to be effected by connecting the precordial electrode with the cable of the left arm and the neuter electrode with the cable of right arm, registering lead I. This way a positivity of the precordial electrode is represented in the finished record by an upward deflection. As a rule we have to receive, by this order, in normal cases upward R and T waves.

Now we can read off the schedule 8 all the characteristics of the different sub-kinds of anterior wall infarctions noted in the respective derivation-points C_2—C_6.

The other columns indicate the most important results of electrocardiographic records in the usual limb leads and the pathologic-anatomical, and clinical particularities of the different forms of infarctions.

The expression „coronary course" of ST and T in the schedule means the characteristical changes of these under the influence of the various states of infarction, i. e. for the ST interval in a recent infarction the peculiar elevated origin from the descending side of the R wave, manifesting itself in later states by an arched upward convex transition into the inverted T wave. Applied to the T wave "coronary course" expresses the upright form emerging from the elevated ST interval in an early state of infarction, whereby T approaches R (T en dôme); in a progressed state T becomes first diphasic, than inverted and pointed.

Respecting the different sub-groups of the anterior wall infarctions and their particular aspects in the varying chest leads, the following authors have been especially referred to:

A. F a l e i r o : Z. klin. Med. **130**, 808 (1936). — M. H o l z m a n n : Verhandl. Dtsch. Ges. Kreislaufforschg. **12**, 204 (1939) and Helv. Med. Acta **11**, 47 (1944). — E. L e p e s c h k i n : Das Elektrokardiogramm (Dresden and Leipzig 1942). — A. M u s s a f i a : Arch. Malad. Coeur: **40**, 369 (1947). — P. Soulié, F. J o l y and J. M o n i é : Les dérivations précordiales (Paris 1947).

Tableau 8
Diagnostic des infarctus du myocarde par dérivations précordiales

Les dérivations précordiales portent une signification spéciale pour la détermination de l'infarctus type antérieur. Dans l'infarctus postérieur les dérivations de la paroi thoracique antérieure montrent des modifications passagères non caractéristiques. Ici se recommande dans des cas douteux des dérivations de l'oesophage ou du dos [voir Nehb, Verhandl. Dtsch. Ges. Kreislaufforschg. **12**, 172 (1939)].

L'avantage des dérivations précordiales pour la détermination d'un infarctus antérieur, résulte dans le fait, qu'elles nous rendent le moyen de reconnaître les cas, lesquels en dérivation I de l'électrocardiogramme-standard ne présentent aucun, ou bien seulement des modifications peu caractéristiques. Moyennant les dérivations précordiales, en outre, nous pouvons subdiviser les infarctus antérieures en plusieurs groupes, celles-ci ayant des particularités électrocardiographiques uniquement précordiales, le substratum anatomo-pathologique différent, un cours clinique en partie varié et une léthalité variable.

Faute des prescriptions généralement reconnues, concernant les points de dérivations précordiales, nous allons suivre les prescriptions de l'American Heart Association [Amer. Heart J. **25**, 535 (1943)], acceptées dans la plupart des pays, en dérivant ainsi de 6 différents points de la paroi thoracique antérieure moyennant une électrode ronde d'un diamètre de 2—3 cm. L'électrode indifférente sera fixée au bras droit (R), au bras gauche (L), ou bien à la jambe gauche (F). Si l'on emploie une électrode centrale, dérivant de tous les trois membres, cette dérivation sera nommée „V". Le siège de l'électrode précordiale est désigné par C (= Chest, poitrine), ajoutant l'une des chiffres 1—6, selon le point de dérivation. Nous indiquons par:

1: Siège de l'électrode au bord droit du sternum au 4-ème espace intercostal.
2: Siège de l'électrode au bord gauche du sternum au 4-ème espace intercostal.
3: Siège de l'électrode à mi-distance entre le bord gauche du sternum et la ligne médio-claviculaire gauche.
4: Siège de l'électrode sur la ligne médio-claviculaire gauche.
5: Siège de l'électrode sur la ligne axillaire antérieure gauche.
6: Siège de l'électrode sur la ligne axillaire moyenne gauche.

Le point 3 se trouve sur la ligne de liaison de l'espace intercostal 4 avec la pointe du cœur, les points 4, 5 et 6 se trouvant sur une ligne, qui mène de la pointe horizontalement vers gauche. La dérivation du choc de la pointe vers une électrode indifférente, est indiquée par "IV".

Exemples pour la désignation des dérivations précordiales:
C_2R: Dérivation du bord sternal gauche vers le bras droit.
C_4F: Dérivation de la ligne médioclaviculaire gauche vers le pied gauche.
IVF: Dérivation du choc apexien vers le pied gauche.
C_1V: Dérivation du bord sternal droit vers une électrode centrale.

La connection électrique est éffectuée, en liant l'électrode précordiale avec le cable du bras gauche et l'électrode indifférente avec le cable du bras droit, en fixant sur la dérivation I. En procédant de telle manière, une positivité dans le cœur correspond à une oscillation en haut du tracé. Ordinairement cet ordre nous donne des ondes R et T positives.

Ainsi nous pouvons tirer du tableau 8 les dates caractéristiques des différentes espèces de l'infarctus antérieur dans les points respectifs des dérivations C_2—C_6. Les autres rubriques nous vont fournir les images électrocardiographiques les plus importantes dans les dérivations-standard, ainsi que les particularités anatomo-pathologiques et cliniques des différentes formes d'infarctus antérieur.

Nous comprenons par l'expression „cours coronaire" de ST et T dans le tableau, les modifications caractéristiques de ces segments du tracé sous l'influence des différentes stades d'infarctus, signifiant dans l'intervalle ST en cas d'un infarctus récent, le départ caractéristique élevé de la branche descendante de l'onde R, se manifestant dans un stade avancé par la transition dans l'onde T négative en arc avec convexite dirigée en haut. Appliqué à l'onde T, „cours coronaire" représente la forme positive, en partant dans le stade récent de l'infarctus, de l'espace ST élevé, en ce cas T s'approchant de R (T en dôme); dans les stades progressés T devient d'abord diphasique, puis négatif et pointu.

En ce qui regarde les différentes espèces des infarctus antérieurs et leurs images particuliers dans les diverses dérivations précordiales, on a recourru particulièrement aux auteurs suivants:

A. F a l e i r o : Z. klin. Med. **130,** 808 (1936). — M. H o l z m a n n : Verhandl. Dtsch. Ges. Kreislaufforschg. **12,** 204 (1939) et Helv. Med. Acta **11,** 47 (1944). — E. L e p e s c h k i n : Das Elektrokardiogramm (Dresden et Leipzig 1942). — A. M u s s a f i a : Arch. Malad. Cœur. **40,** 369 (1947). — P. S o u l i é, F. J o l y et J. M o n i é : Les dérivations précordiales (Paris 1947).

Tabelle 8

Infarktart / Type of Infarction / Type d'infarctus	C_2 R-Zacke R-Wave Onde R	C_2 S-Zacke S-Wave Onde S	C_2 ST-Strecke ST-Interval Espace ST	C_2 T-Zacke T-Wave Onde T	C_3 R-Zacke R-Wave Onde R	C_3 S-Zacke S-Wave Onde S	C_3 ST-Strecke ST-Interval Espace
Spitzeninfarkt der Vorderwand	fehlend	tief	über 0,2 mV gehoben	negativ	fehlend	tief	über 0,2 gehob.
Anterio-apical infarction	absent	deep	raised over 0,2 mV	inverted	absent	deep	raised o 0,2 m
Infarctus antérieur de la pointe	manque	profonde	élevé au dessus de 0,2 mV	négative	manque	profonde	élevé au d de 0,2 r
Supraapikaler Vorderwandinfarkt nach Holzmann (Mittelinfarkt n. Faleiro)	fehlend	tief	koronar	koronar	fehlend oder klein	tief	koron
Anterio-supraapical infarction according to Holzmann (middle infarction acc. to Faleiro)	absent	deep	coronary	coronary	absent or small	deep	corona
Infarctus antérieur supra-apexien Holzmann (infarctus Faleiro)	manque	profonde	coronaire	coronaire	manque ou petite	profonde	coronal
Antero-lateraler Infarkt	normal	normal	normal	normal	normal oder klein	normal	norma
Anterio-lateral infarction	normal	normal	normal	normal	normal or small	normal	norma
Infarctus antéro-latéral	normale	normale	normal	normale	normale ou petite	normale	norma
Lateralinfarkt	normal	normal	normal	normal	normal	normal	norma
Lateral infarction	normal	normal	normal	normal	normal	normal	norma
Infarctus latéral	normale	normale	normal	normale	normale	normale	norma
Infarkt der inneren Vorderwandschichten	normal od. klein	normal od. tief	meist normal, hie und da leichte Senkung	positiv	normal	normal	leichte Senkun
Anterio-septal-wall-infarction	normal or small	normal or deep	generally normal, sometimes slightly bowing downward	upright	normal	normal	slightly bo downwa
Infarctus des couches internes	normale ou petite	normale ou profonde	généralement normal, quelquefois dénivellation légère	positive	normale	normale	Sousdénivella légère
Infarkt der äußeren Vorderwandschichten	normal	normal	normal oder erhöht	positiv od. negativ	normal	normal	erhöht
Infarction of the outer strati of the anterior wall	normal	normal	normal or elevated	upright or inverted	normal	normal	elevated
Infarctus des couches externes	normale	normale	normal ou élevé	positive ou négative	normale	normale	élevé
Rudimentärer Vorderwandinfarkt nach Holzmann	normal	tief	ansteigend	positiv od. diphasisch	normal	tief	erhöht
Rudimentary anterior wall infarction according to Holzmann	normal	deep	rising	upright or diphasic	normal	deep	elevated
Infarctus rudimentaire de la paroi antérieure selon Holzmann	normale	profonde	ascendant	positive ou diphasique	normale	profonde	élevé

Tableau 8

	C_4				C_5			
	R-Zacke R-Wave Onde R	S-Zacke S-Wave Onde S	ST-Strecke ST-Interval Espace ST	T-Zacken T-Wave Onde T	R-Zacke R-Wave Onde R	S-Zacke S-Wave Onde S	ST-Strecke ST-Interval Espace ST	T-Zacke T-Wave Onde T
	fehlend	tief	über 0,2 mV gehoben	koronar	klein	normal	gehoben oder normal	koronar
	absent	deep	raised over 0,2 mV	coronary	small	normal	elevated or normal	coronary
	manque	profonde	élevé au dessus de 0,2 mV	coronaire	petite	normale	élevé ou normal	coronaire
	vorhanden	tief	koronar	koronar	vorhanden	normal od. fehlend	normal	flach-positiv
	present	deep	coronary	coronary	present	normal or absent	normal	flat upright
	présente	profonde	coronaire	coronaire	présente	normale ou absente	normal	positive aplattie
	fehlend	tief	koronar	koronar	fehlend	tief	koronar	koronar
	absent	deep	coronary	coronary	absent	deep	coronary	coronary
	manque	profonde	coronaire	coronaire	manque	profonde	coronaire	coronaire
	normal	tief	normal	normal	fehlend	tief	koronar	koronar
	normal	deep	normal	normal	absent	deep	coronary	coronary
	normale	profonde	normal	normale	manque	profonde	coronaire	coronaire
	normal	normal	starke Senkung	negativ	normal	meist fehlend	starke Senkung	negativ
	normal	normal	markedly bowing downward	inverted	normal	mostly absent	markedly bowing downward	inverted
	normale	normale	Sous-dénivellation accentuée	négative	normale	ordinairement absente	Sous-dénivelation accentuée	négative
	normal	normal	Erhöhung	positiv od. negativ	normal	normal	Erhöhung	positiv, isoelektrisch od. negativ
	normal	normal	elevation	upright or inverted	normal	normal	elevation	upright, isoelect. or inverted
	normale	normale	élévation	positive ou négative	normale	normale	élévation	positive isoélect. ou négat.
	normal	tief	erhöht	diphasisch od. negativ	normal	tief	meist normal	diphasisch od. negativ
	normal	deep	elevated	diphasic or inverted	normal	deep	mostly normal	diphas. or inverted
	normale	profonde	élevé	diphasique ou négative	normale	profonde	ordinairement normal	diphasique ou négat.

Tabelle 8

		C_6			Extremitätenableitungen Limb leads Dérivations périphériques	Klinis Clin Parti
R-Zacke R-Wave Onde R	S-Zacke S-Wave Onde S	ST-Strecke ST-Interval Espace ST	T-Zacke T-Wave Onde T			
klein small petite	uncharakteristisch not characteristic non caractéristique	uncharakteristisch not characteristic non caractéristique	negativ inverted négative		Oft tiefes Q_I. Koronares ST_I und T_I Often deep Q_I. Coronary ST_I and T_I Souvent Q_I profond. ST_I et T_I coronaire.	Typischer Se Typical initia A Douleur initiale Accélération
vorhanden present présente	normal od. fehlend normal or absent normale ou absente	normal normal normal	positiv upright positive		Meist Linkstypus. Leichte Senkung von ST_I. T_I negativ, nicht koronar. Mostly left axis shift. Slight downward bowing of ST_I. T_I inverted, not coronary. Ordinairement lévogramme. Sous-Dénivelation légère de ST_I. T_I négative. non coronaire.	Leichtere Schmerz M Slighter pains. Mos Douleurs légères. F
meist fehlend mostly absent ordinairement absente	tief deep profonde	eventuell koronar maybe coronary éventuellement coronaire	eventuell koronar maybe coronary éventuellement coronaire		Oft tiefes Q_I. Koronares ST_I und T_I Often deep Q_I. Coronary ST_I and T_I Souvent Q_I profond. ST_I et T_I coronaire.	Typischer Initialschr körperch Typical initial pain, acceleration c Douleur initiale typ artérielle. Accélératie
fehlend od. klein absent or small manque ou petite	tief deep profonde	koronar coronary coronaire	koronar coronary coronaire		Oft tiefes Q_l. Koronares ST_l und T_l Often deep Q_l. Coronary ST_l and T_l Souvent Q_l profond. ST_l et T_l coronaire.	Typischer Initialschr zie Typical initial pain. ciency Douleur initiale typi insuffisance
normal normal normale	meist fehlend mostly absent ordinairement absente	starke Senkung markedly bowing downward Sous-dénivelation accentuée	negativ inverted négative		Meist Linkstypus. ST gesenkt in Abl. I u. II bei Linkstypus, in Abl. III bei Normaltypus. Mostly left axis shift. ST lowered in lead I and II with left axis shift. In lead III with normal axis shift Ordinairement lévogramme. ST sous-dénivelé en dérivation I et II dans les lévogrammes, en dérivation III dans les normogrammes	Typischer Initialschm Anfälle kürzerer Da beschleunig Typical initial pain o shorter duration. Bl ration of the s Douleur initiale typic courte durée. Baisse mentatio
uncharakteristisch not characteristic on caractéristique	uncharakteristisch not characteristic non caractéristique	uncharakteristisch not characteristic non caractéristique	uncharakteristisch not characteristic non caractéristique		QRS normal. Abflachung von T_I QRS normal. T_I depressed QRS normal. Aplatissement de T_I	Typischer Initialschm fälle. Geringer Blutd gung. Oft perikar Typical initial pain c Moderate acceleration sure-lowering. Freque Douleur typique initi baisse de la tension
uncharakteristisch not characteristic on caractéristique	uncharakteristisch not characteristic non caractéristique	uncharakteristisch not characteristic non caractéristique	uncharakteristisch not characteristic non caractéristique		Abflachung oder leichte Negativität von T_l T_l depressed or slightly inverted Aplatissement ou légère négativité de T_l	Sich häufende Angina Stunde. Kein Drucka Rising frequency of half an hour. No low menta Fréquentes crises d" Nulle baisse de la ten P

Tableau 8

arheiten / arities / iniques	Lokalisation des Infarktes / Localization of infarction / Localisation de l'infarctus	Sitz des Gefäßverschlusses / Position of the occlusion of vessel / Siège de l'occlusion vasculaire
utdruckabfall, gung. essure lowering. C. S. la tension artérielle. sédimentation.	Spitzengegend des linken Ventrikels / Point region of left ventricle / Région de la pointe du ventricule gauche	Ramus descendens der A. coronaria sinistra / Ramus descendens of left coronary artery / Rameau descendant de .'artère coronaire gauche
gina pectoris-Anfälle. sgang. of angina pectoris. result. d'angor. Ordinairement e.	Oberer Anteil der Vorderwand des linken Ventrikels ohne Herzspitze / Upper part of the anterior wall of left ventricle, apex excluded / Partie supérieure de la paroi antérieure du ventricule gauche sans pointe	Ramus descendens, seltener Ramus circumflexus der A. coronaria sinistra / Descendent, rarer circumflex ramus of left coronary artery / Rameau descendant, plus rarement rameau circonflexe de l'artère coronaire gauche
ruckabfall. Hohe Blute Mortalität. ressure-lowering. Strong High mortality. rononcée de la tension vitesse de sédimentation. té.	Herzspitze und Seitenwand des linken Ventrikels / Apex and side wall of left ventricle / Pointe et paroi latérale du ventricule gauche	Ramus descendens der A. coronaria sinistra / Descendent ramus of left coronary artery / Rameau descendant de l'artère coronaire gauche
fflimmern u. Herzinsuffierlauf. r fibrilation and insufferable result. fibrillation auriculaire et ours favorable.	Seitenwand des linken Ventrikels / Side wall of left ventricle / Paroi latérale du ventricule gauche	Ramus circumflexus d. A. coronaria sinistra / Circumflex ramus of left coronary artery / Rameau circonflexe de l'artère coronaire gauche
äufte Angina pectorisbfall. Leichte Senkungsesfälle möglich. cks of angina pectoris of vering. Moderate acceleravith possible death. tes crises d'angor d'une Légère baisse de la sédicas mortels.	Innere Schichten der Vorder- oder Seitenwand des linken Ventrikels / Interior strati of the anterior or side wall of left ventricle / Couches intérieures de la paroi antérieure ou latérale du ventricule gauche	Je nach Sitz / Depending on position / Selon le siège
ufte Angina pectoris-Anißige Senkungsbeschleunien. Günstiger Verlauf. tacks of angina pectoris. tion. Moderate blood-pressriction. Favourable course. tes crises d'angor. Légère rottements péricardiques. ble.	Vorder- oder Seitenwand des linken Ventrikels / Anterior or side wall of left ventricle / Paroi antérieure ou latérale du ventricule gauche	Je nach Sitz / Depending on position / Selon le siège
le. Dauer bis zu einer halben e Senkung. Gute Prognose. oris attacks. Duration till od pressure. Normal sediprognosis. jusqu'une demi heure. de sédimentation normale. rable.	Mittlere bis innere Schichten der linken Kammervorderwand / Central till interior strati of the anterior wall of left ventricle / Couches moyennes jusqu'aux couches intérieures de la paroi antérieure du ventricule gauche	Verschluß eines kleiner. Astes des Ramus descendens der A. coronaria sinistra / Occlusion of a small branch of the descendent ramus of left coronary artery / Occlusion d'un petit rameau du rameau descendant de l'artère coronaire gauche

ARCHIV FÜR KREISLAUFFORSCHUNG

BEIHEFTE ZUR „ZEITSCHRIFT FÜR KREISLAUFFORSCHUNG"

ORGAN DER DEUTSCHEN GESELLSCHAFT FÜR KREISLAUFFORSCHUNG

Herausgegeben in Verbindung mit zahlreichen Fachgelehrten von

Prof. Dr. med. K. SPANG

Oberarzt der Medizinischen Universitätsklinik Ludolf-Krehl-Klinik, Heidelberg

Erscheint zwanglos nach Bedarf in einzelnen Heften verschiedenen Umfanges. 12 Hefte (etwa 25 Bogen = 400 Seiten) bilden einen Band. Im Jahr erscheint z. Zt. mindestens 1 Band. Preis des Bandes DM 48,-

1950 erscheint Band 16

Um der wachsenden Bedeutung der Kreislaufforschung für alle Gebiete der Medizin gerecht zu werden und um der Forschung und ihren Ergebnissen eine ausgiebigere Publikationsmöglichkeit zu geben, bringt das „Archiv für Kreislaufforschung" vorwiegend umfangreiche monographische Arbeiten und Forschungsergebnisse experimentellen, klinischen und statistischen Inhaltes, sowohl einzelner wichtiger Teilprobleme als auch in Form von Querschnitten, über die bisher geleistete wissenschaftliche Arbeit.

Durch die Beihefte zur „Zeitschrift für Kreislaufforschung" ist die Möglichkeit geschaffen, wirklich die gesamte Kreislaufliteratur zusammenzufassen. Eine weitere Aufgabe des „Archivs" ist es, von Zeit zu Zeit kritische Sammelberichte über besonders wichtige Kreislauffragen aus der gesamten Weltliteratur zu liefern.

Zeitschrift für Rheumaforschung

Organ der Deutschen Gesellschaft für Rheumatologie und der schweizerischen Gesellschaft für physikalische Medizin und Rheumatologie

Herausgegeben von

Prof. Dr. R. SCHOEN, Göttingen   Prof. Dr. W. H. HAUSS, Frankfurt/M.
Prov. Doz. Dr. V. R. OTT, Zürich-Bad Ragaz

Erscheint vorläufig jeden zweiten Monat mit einem Doppelheft von durchschnittlich 64 Seiten. 12 Hefte bilden einen Band. Preis halbjährlich DM 15,—

1950 erscheint Band 9

VERLAG DR. DIETRICH STEINKOPFF · FRANKFURT/MAIN

MIX
Papier aus verantwortungsvollen Quellen
Paper from responsible sources
FSC® C105338

If you have any concerns about our products,
you can contact us on
ProductSafety@springernature.com
In case Publisher is established outside the EU,
the EU authorized representative is:
**Springer Nature Customer Service Center GmbH
Europaplatz 3, 69115 Heidelberg, Germany**

Printed by Libri Plureos GmbH
in Hamburg, Germany